Practical Guide Series in Cancer Nursing

日本がん看護学会企画編集委員会
小松浩子・梅田 恵・神田清子・森 文子・矢ヶ崎香

がん看護実践ガイド

患者の感情表出を促す
# NURSEを用いたコミュニケーションスキル

監修 一般社団法人 日本がん看護学会
編集 国立研究開発法人 国立がん研究センター東病院看護部

医学書院

《がん看護実践ガイド》
**患者の感情表出を促す NURSE を用いたコミュニケーションスキル**

| 発　　行 | 2015年11月 1 日　第 1 版第 1 刷Ⓒ |
|---|---|
|  | 2023年 2 月15日　第 1 版第 5 刷 |
| 監　　修 | 一般社団法人 日本がん看護学会 |
| 編　　集 | 国立研究開発法人 国立がん研究センター東病院看護部 |
| 発行者 | 株式会社 医学書院 |
|  | 代表取締役　金原　俊 |
|  | 〒113-8719　東京都文京区本郷 1-28-23 |
|  | 電話　03-3817-5600（社内案内） |
| 組　　版 | 明昌堂 |
| 印刷・製本 | 三美印刷 |

本書の複製権・翻訳権・上映権・譲渡権・貸与権・公衆送信権（送信可能化権を含む）は株式会社医学書院が保有します．

ISBN978-4-260-02427-3

本書を無断で複製する行為（複写，スキャン，デジタルデータ化など）は，「私的使用のための複製」など著作権法上の限られた例外を除き禁じられています．大学，病院，診療所，企業などにおいて，業務上使用する目的（診療，研究活動を含む）で上記の行為を行うことは，その使用範囲が内部的であっても，私的使用には該当せず，違法です．また私的使用に該当する場合であっても，代行業者等の第三者に依頼して上記の行為を行うことは違法となります．

JCOPY 〈出版者著作権管理機構 委託出版物〉
本書の無断複製は著作権法上での例外を除き禁じられています．複製される場合は，そのつど事前に，出版者著作権管理機構（電話 03-5244-5088，FAX 03-5244-5089，info@jcopy.or.jp）の許諾を得てください．

● 執筆者一覧（執筆順）

| | |
|---|---|
| 淺沼智恵 | 前・国立がん研究センター東病院看護部看護部長 |
| 關本翌子 | 国立がん研究センター中央病院看護部看護部長，がん性疼痛看護認定看護師 |
| 栗原美穂 | 国立がん研究センター東病院看護部看護部長，がん性疼痛看護認定看護師 |
| 市川智里 | 国立がん研究センター東病院看護部看護師長，がん看護専門看護師 |
| 源　典子 | 前・国立がん研究センター東病院看護部，乳がん看護認定看護師 |
| 金子菜穂子 | 国立がん研究センター東病院看護部副看護師長，がん性疼痛看護認定看護師 |
| 角甲　純 | 兵庫県立大学看護学部准教授，がん看護専門看護師 |
| 小林直子 | 国立がん研究センター東病院看護部副看護師長，がん看護専門看護師 |
| 佐々木千幸 | 国立がん研究センター中央病院看護部，精神看護専門看護師 |
| 早坂和恵 | 国立がん研究センター東病院看護部看護師長，感染管理認定看護師 |
| 中林友美 | 前・国立がん研究センター東病院看護部副看護師長 |

● 日本がん看護学会企画編集委員会

| | |
|---|---|
| 小松浩子 | 日本赤十字九州国際看護大学学長 |
| 梅田　恵 | ファミリー・ホスピス株式会社執行役員 |
| 神田清子 | 高崎健康福祉大学保健医療学部看護学科長・教授 |
| 森　文子 | 国立がん研究センター中央病院看護部副看護部長 |
| 矢ヶ崎香 | 慶應義塾大学看護医療学部教授 |

がん看護実践ガイドシリーズ
# 続刊にあたって

　《がん看護実践ガイド》シリーズは，日本がん看護学会が学会事業の1つとして位置づけ，理事を中心メンバーとする企画編集委員会のもとに発刊するものです．

　このシリーズを発刊する目的は，本学会の使命でもある「がん看護に関する研究，教育及び実践の発展と向上に努め，もって人々の健康と福祉に貢献すること」をめざし，看護専門職のがん看護実践の向上に資するテキストブックを提供することにあります．

　がん医療は高度化・複雑化が加速しています．新たな治療法開発は治癒・延命の可能性を拡げると同時に，多彩な副作用対策の必要性をも増しています．そのため，がん患者は，多様で複雑な選択肢を自身で決め，治療を継続しつつ，多彩な副作用対策や再発・二次がん予防に必要な自己管理に長期間取り組まなければなりません．

　がん看護の目的は，患者ががんの診断を受けてからがんとともに生き続けていく全過程を，その人にとって意味のある生き方や日常の充実した生活につながるように支えていくことにあります．近年，がん治療が外来通院や短期入院治療に移行していくなかで，安全・安心が保証された治療環境を整え，患者の自己管理への主体的な取り組みを促進するケアが求められています．また，がん患者が遺伝子診断・検査に基づく個別化したがん治療に対する最新の知見を理解し，自身の価値観や意向を反映した，納得のいく意思決定ができるように支援していくことも重要な役割となっています．さらには，苦痛や苦悩を和らげる緩和ケアを，がんと診断されたときから，いつでも，どこでも受けられるように，多様なリソースの動員や専門職者間の連携・協働により促進していかなければなりません．

　がん看護に対するこのような責務を果たすために，本シリーズでは，治療別や治療過程に沿ったこれまでのがん看護の枠を超えて，臨床実践で優先して取り組むべき課題を取り上げ，その課題に対する看護実践を系統的かつ効果的な実践アプローチとしてまとめることをめざしました．

　このたび，本シリーズの続刊として，『患者の感情表出を促す　NURSE を用いたコミュニケーションスキル』をまとめました．がん患者にとって，診断や治療，その後の経過すべてにわたり，＜がんである＞という脅威や不安は拭い去ることのできないものです．患者の胸の内にある思いや気持ちを察するのは難しいことでしょう．それは，一人ひとりの価値観や経験，役割や環境，生き方などにより，出来事に対する受け止め方や認識が異なるからです．看護師が患者の本当の気持ちを受け止め，理解するには，その人に敬意をもって関心を寄せ，患者の語る言葉の本質を確かめていくことが必要とされます．このような意図的なかかわりは，ケアの本質であり，多くの看護師が身につけている能力ともいえます．一方で，その能力の深化は，看護師個々人の経験に任されて

いるのが実情です．

　本書では，患者の意思や感情を「意図的に聴く」というスキルを学ぶことで，がん患者と深い配慮に基づくかかわりをもち，がんとともに歩む過程を適切に支える能力を涵養することを目的にしています．基盤となる考え方とスキルについて学び，さらに，どのようにトレーニングを行っていくかについてもわかりやすくまとめられています．

　《がん看護実践ガイド》シリーズは，読者とともに作り上げていくべきものです．シリーズとして取り上げるべき実践課題，本書を実践に活用した成果や課題など，忌憚のない意見をお聞かせいただけるよう願っています．

　最後に，日本がん看護学会監修による《がん看護実践ガイド》シリーズを医学書院のご協力のもとに発刊できますことを心より感謝申し上げます．本学会では，医学書院のご協力を得て，これまでに『がん看護コアカリキュラム』(2007年)，『がん化学療法・バイオセラピー看護実践ガイドライン』(2009年)，『がん看護PEPリソース—患者アウトカムを高めるケアのエビデンス』(2013年)の3冊を学会翻訳の書籍として発刊して参りました．がん看護に対する重要性をご理解賜り，がん医療の発展にともに寄与いただいておりますことに重ねて感謝申し上げます．

2015年9月

一般社団法人日本がん看護学会理事長・企画編集委員会委員長

小松浩子

# 序

　高齢化社会の到来とともにがん患者数は増加し続け，日本人の2人に1人ががんに罹患するという時代となっている．いまや，「がん」という病気は決してまれなものではなく，誰もが経験しうるごく一般的な病気となっている．一方，がん治療の進歩も目覚ましく，治療でがんが完全に治癒する，あるいは治療で長生きする方も多くなり，「がん治療後をいかに生きていくか」も非常に注目されている．

　しかしながら，いかに治療・技術が進歩しても，3人に1人はがんで亡くなっており，いまだに「がん」という病は，患者・家族にとって，「生命を脅かす病気」あるいは「苦しむ病気」というイメージが強いのも事実である．

　国立がん研究センターは，患者・家族の心の問題に着目し，医師向けに2004年から「コミュニケーション・スキル・トレーニング：CST研修」を実施してきた．これは，がん患者に悪い知らせを伝えるときに，患者の意向に沿ったコミュニケーションができるようになるためのトレーニングであり，医師のコミュニケーション技術が向上することで患者の不安や抑うつが減少するという研究結果も出ており，緩和ケア研修会のプログラムで継続的に実施され全国に広がっている．

　しかし，看護師のコミュニケーションスキルトレーニングは確立されておらず，多くの看護師は，「悪い知らせ」を伝えられたあとの患者・家族にどのようにかかわっていけばよいのか，どう気持ちを引き出していけばよいのかということに非常に大きな困難感を抱いている．

　国立がん研究センター東病院看護部は，感情探索の技法「NURSE」をベースに，日本の文化，日本人のコミュニケーション・スタイルに合ったアプローチ技法を開発し，患者・家族の感情表現を促進する看護師を対象としたコミュニケーションスキルトレーニングを2006年から開催してきた．

　このトレーニングを受けた当院の看護師は，全看護師の2/3におよび，このトレーニングで培った能力を実践で生かし，まさに当院の理念である「患者に寄り添った看護」を脈々と提供してきた．また，このコミュニケーションスキルトレーニングは，2013年から日本看護協会の「がん医療に携わる看護研修事業」の一環として研修方法が取り入れられており，この研修が評価されていることを実感している．

　多くの看護師が同じレベルのコミュニケーションスキルの知識・技術を習得するためには，一定のプログラムに基づいた学習が必要である．さらに多くの施設が，このコミュニケーションスキルトレーニングを取り入れ，このスキルを培うことができたら，より多くの患者・家族に還元できると考え，このたび，当院で開催しているコミュニケーションの研修の講義テキストをもとに，本書を作成することにした．本書の内容は，当院看護部が行っている院内・院外向け「コミュニケーションスキル研修」の講義内容をもとに，講義

を担当している専門看護師，認定看護師らが中心となってそれぞれの項目に加筆し，まとめられている．

　がん患者は，治療による苦痛だけでなく，不確実な自分の将来に対する不安を抱えながら生活しなければならない．またそれまでの生活の仕方を変えざるを得ない状況や，病気の経過によってたびたび治療の変更の選択を迫られ，その都度患者は不安を抱え，苦悩している．このような患者に対して，それぞれの場面で患者の気持ちに寄り添いながら感情を引き出し，それぞれの場面や状況に適応していけるよう支援していくコミュニケーションスキルとそれを駆使するための知識・技術が必要になってくる．

　以上のことに視点をおいて本書は構成されている．内容は，がん看護におけるコミュニケーションスキルの重要性，コミュニケーションスキルに関する基礎知識と，その実践方法，ロールプレイの目的と方法，コミュニケーションスキルトレーニングの企画・運営方法の実際となっている．

　本書は，各人がコミュニケーションスキルを学習するための参考書としてだけでなく，各施設において，コミュニケーションスキルをもった人材を輩出し，より多くの患者・家族にその成果を還元できるように，研修の企画・運営を支援するためのテキストとしても活用していただきたいと思う．

　医療の現場は複雑高度化しており，相談窓口や意思決定支援のための看護師の役割がますます求められ，コミュニケーションスキルの習得は，看護師の喫緊の課題になっている．

　このコミュニケーションスキルは，がん患者・家族のみならず，不安や苦悩を抱える多くの方々にも適応できる技法である．本書が，がん看護に携わっている多くの看護師のみならず，あらゆる領域の看護に携わっている看護師の方々のお役に立てれば幸いである．

2015年9月

国立がん研究センター東病院看護部看護部長

淺沼智恵

# 目次

## イントロダクション　NURSEとはどのようなコミュニケーションスキルか ── 1

### 1　NURSEとはどのようなコミュニケーションスキルか　[關本 翌子，栗原 美穂，市川 智里] ── 2
1　がん患者にかかわる看護師に求められるコミュニケーション ── 2
2　なぜがん看護においてNURSEが適しているのか ── 3
3　NURSEを用いたコミュニケーションスキルの特徴と注意点 ── 3
4　本書の構成 ── 4

## 第1章　がん看護におけるコミュニケーションの重要性 ── 7

### 1　がん患者のおかれている状況とコミュニケーションの重要性　[市川 智里] ── 8
1　がん患者のおかれている状況 ── 8
　1　意思決定の重要性 ── 8
2　コミュニケーションの重要性 ── 9
　1　患者-看護師関係を発展させるコミュニケーションスキル ── 9
　2　患者-医療者間のコミュニケーションとは ── 10

### 2　コミュニケーションに影響を与えるもの　[市川 智里] ── 12
1　患者側の影響要因 ── 12
　1　価値観や考え，信念 ── 12
　2　病状や精神状態 ── 12
　3　病状の理解 ── 13
　4　年齢 ── 14
　5　社会経済的状況 ── 14
　6　家族やパートナーなどの状況 ── 14
2　医療者側の影響要因 ── 15
　1　コミュニケーションの知識不足 ── 15
　2　看護師の意識や認識 ── 15
　3　医療者間のコミュニケーションや関係 ── 16

ix

## 3 がん看護におけるコミュニケーションスキルの有用性
[市川 智里] —— 18

### 1 コミュニケーションスキルの有用性 —— 18
1. コミュニケーションのプロセス —— 18
2. コミュニケーションスキルは看護技術 —— 19
3. トレーニングの有用性 —— 19

## 4 がん患者・家族とのコミュニケーションに役立つスキル
[市川 智里] —— 22

### 1 コミュニケーションスキルの変遷 —— 22
1. 悪い知らせの告知に関するプロトコール SPIKES —— 22
2. 悪い知らせを伝える際の効果的コミュニケーション SHARE —— 23

### 2 なぜがん看護において NURSE が有用なのか —— 25
1. 悪い知らせを告げられたあとの情緒的サポートの重要性 —— 25
2. 感情の表出を促進させる技法 NURSE —— 25
3. NURSEを活用する意義 —— 25

---

# 第 2 章 がん患者・家族との基本的コミュニケーションのスキル —— 27

## 1 基本的コミュニケーションスキルの重要性 [關本 翌子] —— 28

### 1 コミュニケーションの変遷と看護師に求められるコミュニケーションスキル —— 28
1. 看護師にコミュニケーションスキルが求められる背景 —— 28
2. コミュニケーションスキルのもたらす効果 —— 28
3. 基本的コミュニケーションが必要になる場面 —— 28

### 2 基本的なコミュニケーションスキルとは —— 29
1. "患者中心"の面接 —— 29

## 2 聴くための準備 [關本 翌子] —— 31
1. 礼儀正しい態度で接する —— 31
2. できる限りの環境調整を心がける —— 32
3. 患者の希望に合わせる —— 32
4. 患者の体に触れる —— 33

## 3 現状の理解の確認，問題点の把握 ［關本 翌子］── 34

1　患者が現状についてどのように理解しているか確認する ── 34
2　YES/NO で答えられない質問を用いる ── 34
3　病気だけでなく患者自身への関心を示す ── 35

## 4 効果的に傾聴するスキル ［關本 翌子］── 36

1　感情の表出を促し，その内容について批判や解釈を与えることなく傾聴する ── 36
2　患者に話をさせる ── 36
3　アイコンタクト，目や顔を見る，目線は同じ高さに保つ ── 38
4　患者の言うことを自分の言葉で反復する ── 38
5　聞き手が話しすぎて，説得になっていないか，ときどき振り返る ── 38

## 5 応答するスキル ［關本 翌子］── 40

1　理解を示し応答する姿勢をみせる ── 40

## 6 共感するスキル ［關本 翌子］── 42

1　共感とは ── 42
2　促進の技法 ── 43

# 第 3 章　感情表出を促進させるコミュニケーションスキル：NURSE ── 45

## 1 感情表出を促進させるコミュニケーションスキル ［栗原 美穂］── 46

1　感情を表出しやすい状況を整える ── 46
　1　患者の感情を導き出し共有する重要性 ── 46
　2　患者の感情表出を妨げる状況 ── 46
　3　患者の真のニーズを把握するために ── 47

## 2 Ask-Tell-Ask ［栗原 美穂］── 48

1　患者がすでに知っていることを引き出す ── 48
　1　患者の理解を確認する ── 48

      2　患者-医療者相互の信頼関係を築く —— 49
　2　感情を表出できるよう誘導するためのスキル：Ask-Tell-Ask —— 49
      1　**Ask**-Tell-Ask —— 49
      2　Ask-**Tell**-Ask —— 49
      3　Ask-Tell-**Ask** —— 50

## 3　Tell me more ［栗原 美穂］—— 51

　1　患者が話しやすいように導くスキル —— 51
      1　第1段階「何が起こっているのか」—— 52
      2　第2段階「起こっていることについて自分がどう思っているのか」—— 52
      3　第3段階「これは自分にとって何を意味するのか」—— 52

## 4　Respond to emotions with NURSE ［栗原 美穂］—— 53

　1　Respond to emotion —— 53
      1　患者が最も重要視している点を理解する —— 53
      2　患者の発言を「受け入れる」重要性 —— 53
　2　NURSE —— 54
      1　N（Naming）—— 54
      2　U（Understanding）—— 55
      3　R（Respecting）—— 56
      4　S（Supporting）—— 57
      5　E（Exploring）—— 58

# 第4章　NURSEを用いたがん患者とのコミュニケーションの実際 —— 61

## 1　告知の場面（外来）［源 典子］—— 62

## 2　治療決定の場面 ［金子 菜穂子］—— 68

## 3　再発告知の場面 ［角甲 純］—— 74

**4** 支持療法の場面 [小林 直子] —— 80

**5** 家族へのサポートの場面 [佐々木 千幸] —— 86

# 第5章 NURSEを使いこなすためのロールプレイ —— 91

## 1 ロールプレイの目的と効果 [早坂 和恵] —— 92

1 ロールプレイとは —— 92
   1 役割を演じる —— 92

## 2 コミュニケーションスキル研修 [早坂 和恵] —— 94

1 コミュニケーションスキル研修の流れ —— 94
   1 研修目的 —— 94
   2 研修目標 —— 94
   3 研修対象者 —— 95
   4 研修内容 —— 95
   5 研修スケジュール —— 95

2 ロールプレイ —— 97
   1 ロールプレイの目的 —— 97
   2 ロールプレイの方法 —— 97
   3 ロールプレイのグループ構成 —— 97
   4 ロールプレイの環境設定 —— 97
   5 役割の説明 —— 98
   6 ロールプレイのルール —— 101
   7 フィードバックの方法 —— 102

## 3 ロールプレイの手順 [早坂 和恵] —— 104

1 ロールプレイの流れ —— 104
2 シナリオ事例 —— 105
   事例1 再発で治療ができないと告知された患者とのコミュニケーション —— 106

事例 2　夫の希望に適わない現状を医師から告知された妻とのコミュニケーション —— 107

事例 3　永久人工肛門になることを手術 3 日前に医師から告知された患者とのコミュニケーション —— 108

# 付章　NURSE を用いたコミュニケーションスキル研修を行うために —— 109

## 1　コミュニケーションスキル研修の企画・運営　[中林 友美] —— 110

### 1　コミュニケーションスキル研修の内容 —— 110
1　研修の流れの例 —— 110

### 2　コミュニケーションスキル研修の企画・運営 —— 112
1　事前準備 —— 112
2　ロールプレイの構成 —— 113
3　実施にあたっての準備 —— 114

### 3　ロールプレイをよりよいものにするために —— 116

## 2　ファシリテーターの役割　[中林 友美] —— 117

### 1　ファシリテーターの役割と注意点 —— 117
1　ファシリテーターとは —— 117
2　ファシリテーターの役割を担う際の注意点 —— 117

### 2　ロールプレイ運営の実際 —— 118
1　事前準備 —— 118
2　ファシリテーターの役割 —— 118
3　サブファシリテーターの役割 —— 119

## 3　ロールプレイの実際　[中林 友美] —— 122

### 1　誌上ロールプレイ —— 122
1　ロールプレイの開始 —— 122
2　役を降りてのディスカッション —— 123
3　ディスカッションをふまえての再チャレンジ —— 125
4　NURSE の技法の確認 —— 126
5　NURSE を用いたコミュニケーション —— 127
6　全体の振り返り —— 128

索引 ───── 131

ブックデザイン：小口翔平 + 西垂水敦 (tobufune)
イラストレーション：西田ヒロコ

イントロダクション

# NURSEとはどのような
# コミュニケーションスキルか

# 1 NURSEとはどのような コミュニケーションスキルか

## 1 がん患者にかかわる看護師に求められるコミュニケーション

### なぜコミュニケーションスキルが必要なのか

　コミュニケーションとは，二者間または複数間で，送り手が受け手にメッセージを伝達したり，交換したりする過程である．人はコミュニケーションによって，意思，欲求，願望を伝達し，明らかな，あるいは無意識のニードを表明し，悩みや困難に感じていること，おかれている状況，大切にしていることなどを交換し合うことで，信頼関係を築いている．

　医療現場のコミュニケーションは，患者の意思や欲求，不安や不満などを医療者に伝える手段であり，医療者が患者のニードを満たすための支援や治療計画を表明するための手段である．また，患者の抱える思いや理解度に合わせた説明や態度により，患者との信頼関係を築くうえで重要な要素である．

　通常，良好な信頼関係を構築するためには，ある程度の期間を要する．しかし，近年の医療現場では，在院日数の短縮化や外来中心の傾向により，患者と医療者が接する機会が非常に少なくなっている．また，情報が氾濫するなかで治療方法の決定を強いられる患者や，知識や欲求の高い患者と，対応を通じて良好な関係を構築するのは難しい．このような状況のなか，短時間で患者の思いを導き出し，医療者の見解を明確に伝達することや，医療者自身の患者への思いを適切に伝えられるコミュニケーションが医療者にとって非常に重要なスキルとなってきている．

### 看護師に求められるコミュニケーション

　看護師にとってのコミュニケーションは，ケアを受ける人たちとともに，看護師が経験するあらゆる出会いを通じて行われている．患者は，行動，表情，癖，身振りなどによって，看護師に何かを伝えようとする．看護師も同じように行動や表情などで患者にメッセージを伝え，患者-看護師の間に相互作用が生まれる．看護師が患者のニードに応えるために，患者のニードを理解し，ニードを満足させるための手段を伝えるためにコミュニケーションが用いられる．

　不安や怒りのある患者や，悪い知らせを伝えられたあとの患者がどのような感情を抱いているのか，どこまで深く聞いてよいのかわからず戸惑う場面も多いだろう．患者に何と言葉をかけてよいのか，患者や家族の問いかけにどのようにこたえたらよいのかという看護師の戸惑いは，患者個々のさまざまな感情の遮断につながることもある．

現在の医療現場において，看護師が患者との関係構築のために，コミュニケーションを十分に活用できないと感じる場面もあるのではないだろうか．相手からのメッセージを受け取らなければ，治療やケアの選択，今後の療養先，副作用対策や症状緩和においても，患者・家族の意思や好みを反映させることはできない．

### コミュニケーションはスキルとして身につけられる

コミュニケーションは，もともと個人に備わっている能力や特性というように考えられがちではあるが，コミュニケーションスキルという技術であり，訓練によって身につけられるものである．相手からのメッセージを細やかに受け取るための「観察」の力と，相手に伝える「共感」の力は，非言語的表現を意識することで磨かれる．

患者とどうしてもうまくコミュニケーションがとれないと感じたときや，思いがけない言葉をかけられた際に，訓練を重ねることにより，一歩踏み込んだコミュニケーションを行うための引き出しが増えることになる．患者や家族に関心を寄せ，患者が語る言葉の本質を十分に確認しながら，患者の本当の気持ちを表出できるような共感の態度や言葉かけが何よりも大切である．

## 2 なぜがん看護においてNURSEが適しているのか

本書で解説する「NURSE」は，Backによるがん医療における難しいコミュニケーションへのアプローチとして紹介された感情探索の技法である[1]．感情探索の技法というのは，感情がひとたび表出された場合，それを処理したり"探索"したりするという独自のスキルを指す．この技法は，どの疾患に使う，どの時期に使うというものではなく，がんの場合も病名診断時から終末期までのすべての場面で活用できると考える．

特にがん患者は，がんの診断を受けたとき，再発したとき，積極的治療が困難になったときなど，その診療過程で何度も「生存の危機」といえるような激しい精神的苦痛を経験する．がん患者にかかわる看護師は，"悪い知らせ"を伝えられる場面や，"悪い知らせ"を伝えられたあとの患者・家族に対応する機会に遭遇する．患者と家族は病気のそれぞれの段階に伴いさまざまな心の揺れを経験する．コミュニケーションにNURSEを用いることで，この心の揺れ，怒り，悔しさ，寂しさなどの溢れる感情に焦点を当て，そのような気持ちになることは当然であるという理解をベースに，感情の探索を行い，患者自身が自らの感情に気づき対処していけるように変容を促すことができる．そのためNURSEは看護師のコミュニケーションスキルとして適しているといえるだろう．

## 3 NURSEを用いたコミュニケーションスキルの特徴と注意点

NURSEは，患者の感情表出を促進するコミュニケーションスキルである．看護師として悪い知らせを直接伝えるという場面もないわけではないが，患者や家族に対して何ができるのかを考えたとき，むしろ悪い知らせを伝えたあとに，感情に寄り添うこと，感情を吐露させることが看護師にとって重要なのではないかと考える．

ただ漠然と患者の話を聞いて，共感をしたり，寄り添うというだけではなく，このス

キルを使うことで患者の意思や感情を「意図的に聴く」ことができるようになるだろう．

在院日数の短縮化や治療の場が外来や在宅へ移行していくことにより，患者やその家族と接する時間が短くなるなか，ますます重要なスキルとなっていくと考えている．

## NURSEとは

NURSEとは，以下の5つのコミュニケーションスキルの頭文字から成っている．

| | | |
|---|---|---|
| N | Naming 命名 | 患者から表出された感情に名前をつけ，受け入れていることを表明する．患者の話をよく聴いており，感情を適切に認識したというメッセージを送る． |
| U | Understanding 理解 | 患者が話す感情的な反応について，医療者がそのことは理解できると表明する．患者の感情は正当化され，受け入れられ，妥当なものとされる． |
| R | Respecting 承認 | 患者の感情に尊敬の意を表す．1つの感情に特化するのではなく，その思いや行動を心から承認する． |
| S | Supporting 支持 | 患者の状況に理解を示し，支援するための意欲とともに，協力して問題に向かおうと思っていることを表明する． |
| E | Exploring 探索 | 患者に起こっている状況を整理し，それが患者にとってどのような意味をもつのかを明確にしていく． |

これらのスキルの具体的内容は第3章「感情表出を促進させるコミュニケーションスキル：NURSE」（→p.45）で詳しく解説していく．このスキルは，単独での使用を想定しているものではなく，患者のおかれている状況を把握し（「第1章　がん看護におけるコミュニケーションの重要性」→p.7），基本的コミュニケーション（「第2章　がん患者・家族との基本的コミュニケーションのスキル」→p.27）を通して，患者と医療者との関係を良好に保ちながら，互いの関係性を深めていくためのものである．

本書では，このNURSEを用いたコミュニケーションのいくつもの例文や具体的な場面での活用例を紹介していくが，患者や家族との関係性を深められていないのに，表面的な形だけ，言葉だけをとらえてコミュニケーションをとることでかえって関係がうまくいかなくなるようなこともあるので注意が必要である．

## 4 本書の構成

本書の全体の流れは次のとおりである．まず，がん患者のおかれている状況を理解したうえで，NURSEを活用していく基盤となる基本的なコミュニケーションスキルについて解説する．その後，NURSEを用いたコミュニケーションスキルについて詳しく紹介する．それらの知識をふまえ，事例を用いて具体的な場面での使用をイメージしてい

く．最後にスキルを身につけるためのロールプレイの実際を紹介し，どのようにトレーニングをしていくかをまとめていく．

各章の具体的な内容とねらいは，以下のとおりである．

第1章では，がん患者・家族を支えていくうえでのコミュニケーションの重要性を整理していく．そのうえで，コミュニケーションをスキルとして身につけることの目的を理解する．また，スキルとして身につけるにはトレーニングが必要になるため，トレーニングの有用性についてもあわせて解説していく．

また，これまでに普及しているNURSE以外のコミュニケーションスキルを概観し，役立つスキルの1つとしてNURSEを活用する意義について解説する．

第2章では，基本的コミュニケーションのスキルについて，がん看護におけるポイントを紹介していく．コミュニケーションスキルは最近では看護基礎教育でも教えられ，卒後教育としても一度は学んだことがあるものかもしれないが，今一度がん患者とコミュニケーションをとる重要性を理解し，感情表出を促すといった深いかかわりをするうえで基盤となるスキルを身につけてほしい．

第3章では，NURSEについて詳しく解説をしていく．

このイントロダクションでも触れたが，NURSEは単なる「こういう場面ではこのように言えばよい」といったHow toの答えのようなものではない．

この章では，患者の感情表出を促すために必要となる，NURSEの理念となる3つのポイントを示す．患者がすでに知っていることを引き出す「Ask-Tell-Ask」，患者が話しやすいように導くスキル「Tell me more」，感情操作の方法で，感情への対応を意味する「Respond to emotions with NURSE」について1つひとつ解説しており，それらをふまえて，NURSEをどのような場面でどういった形で使っていけばよいかを理解してほしい．

第4章では，がん看護において，患者や家族とのコミュニケーションで看護師がよく悩む場面を事例として取り上げ，第3章までで学んできたコミュニケーションスキルを具体的にどのように使っていくのかをイメージしやすい形で紹介していく．

ここで紹介する事例や対応が，必ずしも正解というわけではない．患者と医療者との関係性は1つとして同じケースは存在しないが，コミュニケーションの重要な要素である，会話の"間"といった非言語的コミュニケーションも誌面上ではなかなか表現が難しい．

このような場面では，自分だったらどのような返答や対応をするのか，常に考えながら読んでいただきたい．また，自身の日常のコミュニケーションの振り返りとしても活用してほしい．

第5章では，NURSEを身につけるためのコミュニケーションスキルトレーニングに

ついて，トレーニングの意義や方法を，2011年より行っている国立がん研究センター東病院のコミュニケーションスキル研修をもとに紹介していく．

残念ながらコミュニケーションスキルは，講義を聞いたり，本を読んだだけでは身につかない部分も多い．コミュニケーションスキルを身につけるうえで，どのようなトレーニングを行うことが必要であるのかを解説する．

付章では，コミュニケーションスキルの研修を企画・運営する人に向けて，具体的なコミュニケーションスキル研修の運営の方法と，それぞれの意図を紹介する．

研修で重要となるファシリテーターの役割について整理し，どのような視点でコメントをしたり，ロールプレイを進行すればよいのかなど，ポイントをまとめていく．

巻末に，誌上ロールプレイとして，ロールプレイの会話やそれぞれの役割の人の動きの例を展開しているので，これから自身の病院で研修を行う際のイメージとして参考にしてほしい．

### 参考文献

1) Back AL, Arnold RM, Baile WF, et al：Approaching difficult communication tasks in oncology. A Cancer Journal for Clinicians 55(3)：164-177, 2005.

（關本 翌子，栗原 美穂，市川 智里）

# 第1章

# がん看護における コミュニケーション の重要性

# 1 がん患者のおかれている状況とコミュニケーションの重要性

近年，わが国の医療において，情報の公開や個人の尊重が重視される社会の変化に伴い，以前のようなパターナリズムの医療から患者中心型の医療へ移行しつつあり，さまざまな医療の場面で患者の考え方や価値観，信念などを反映させることが必要とされている．

## 1 がん患者のおかれている状況

がん医療において，患者は不安や困難さを感じる状況におかれる．例えば，健診で偶然発見され，心の準備もないまま突然にがんであることを宣告されたり，がんの告知を受けて間もなく複数の治療法を説明され，早急に選択をしなければならないこともある．また，治療を受けることにより，これまでの生活習慣や生活スタイルの変更を余儀なくされることや，治療が終了しても再発への不安を抱えながらの社会復帰に困難さを感じることもある（表1-1）．

### 1 意思決定の重要性

がん患者は，再発の告知やさらなる治療選択，積極的治療の中止と緩和ケア中心の医療の選択，予後の告知，療養の場の選択など，さまざまな状況で苦悩を抱えながら，何度にもわたって意思決定の場面に向き合わなければならない（表1-2）．

その際，患者は以前のように「医師にすべてお任せする」ということではなく，どの

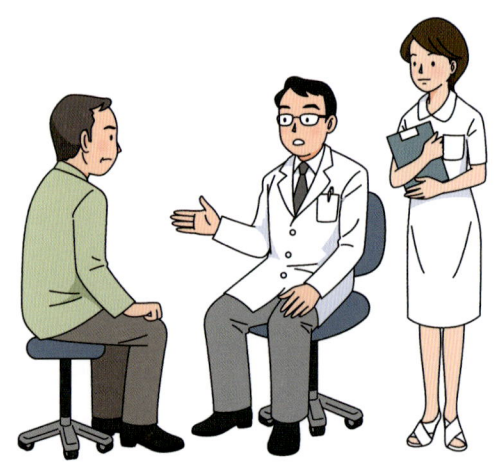

**表1-1** がん患者がおかれている不安を感じる状況の例

- 健診でがんが偶然発見され，心の準備もないまま突然の告知を受ける
- がんの告知を受けて間もなく複数の治療法を説明され，早急に選択しなくてはならない
- 治療を受けることにより，これまでの生活習慣や生活スタイルの変更を余儀なくされる
- 治療が終了しても再発への不安を抱えながら社会復帰しなくてはならない

**表1-2** がん患者の意思決定が必要になる場面の例

- 再発の告知とさらなる治療選択
- 積極的治療の中止と緩和ケア中心の医療の選択
- 予後の告知
- 診療の場の選択

ような医療を受けるべきか，医療者から得られる情報をもとに患者自身の意向や価値観を反映させながら，ともに考えて決定していくことが望まれる．特に，今日のがん医療においては，療養が長期にわたることもあり，患者が納得して選択を行うことが必要である．

# 2 コミュニケーションの重要性

がん医療においては，患者-医療者間で伝えられる情報が，生命や治療，予後などにかかわる内容を含んでいることや，悪い知らせなど，必ずしもよい情報ではないことから，患者-医師間のコミュニケーションが注目されてきた．医師においては，悪い知らせを伝える際に必要なコミュニケーションスキルトレーニングが実施されている．

また，コミュニケーションは，看護師にとっても患者との信頼関係を築き，患者の不安や不確かさを軽減し，患者をサポートするために必要なスキルである．ただし，単に経験を積むだけでは向上しない．

## 1 患者-看護師関係を発展させるコミュニケーションスキル

コミュニケーションスキルは，患者-看護師関係を発展させるために重要な看護技術であり，良好なコミュニケーションがあってこそ，患者中心の医療を提供することができる．患者と医療者の良好なコミュニケーションは，よりよい医療の基本である．

良好なコミュニケーションは，患者の満足度，治療のアドヒアランス，患者の知識の向上，臨床試験の参加者数の増加，積極的治療から緩和医療への移行の円滑化，さらに医師のストレスや燃え尽きの減少をもたらすといわれている[1]．そのため，コミュニケーションスキルの習得が重要である．

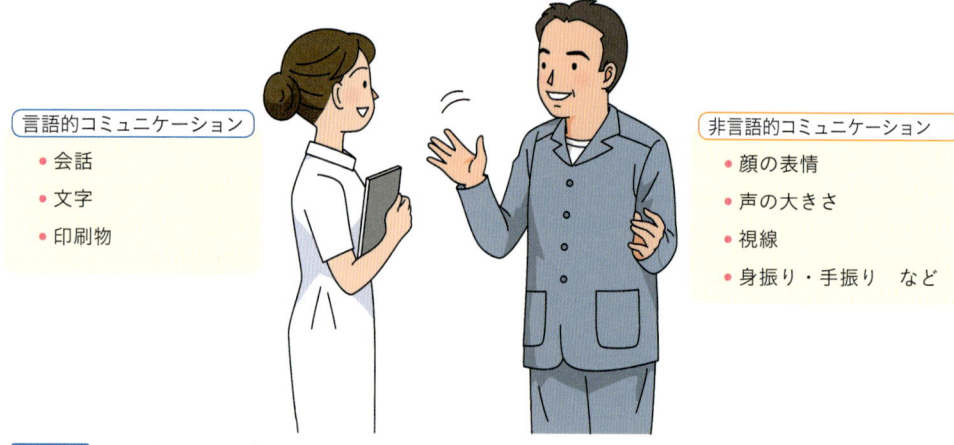

図1-1 言語的コミュニケーションと非言語的コミュニケーション

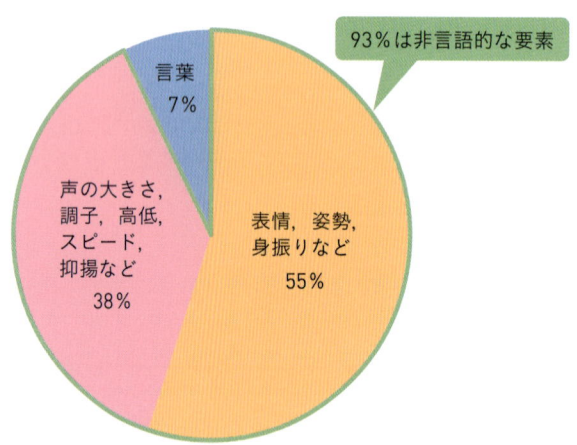

図1-2 話し手が聞き手に与える影響の要素

〔Mehrabian A, Ksionzky S：Factors of interpersonal behavior and judgment in social groups. Psychological Reports 28(2)：483-492, 1971. より一部改変〕

## 2 患者-医療者間のコミュニケーションとは

　コミュニケーションは，ラテン語のcommunicare(共有する)を語源とし，会話や文字，印刷物などによる言語的コミュニケーションと，顔の表情や声の大きさ，視線，身振り・手振り(ジェスチャー)など言葉を使用しない非言語的コミュニケーションがある(図1-1)．

　患者-医療者間のコミュニケーションとは，患者と医療者との間で言語的，非言語的なメッセージを交換し，共有することを意味する．Mehrabianら[2)]は，話し手が聞き手に与える影響を調査し，言葉以外の非言語的な要素が全体の印象の93％を占めることを示した(図1-2)．

　つまり，言葉以外の非言語的なコミュニケーションも重要な役割をはたしており，伝

えたい内容を言葉で発したからといって，それを患者と共有しなければ，伝わったとはいえない．そのため，言葉の内容だけでなく，それ以外のコミュニケーションに関する要素を十分に理解し，身につける必要がある．

### 引用文献

1) Ong LM, Visser MR, Lammes FB, et al：Doctor-patient communication and cancer patients' quality of life and satisfaction. Patient Education and Counseling 41(2)：145-156, 2000.
2) Mehrabian A, Ksionzky S：Factors of interpersonal behavior and judgment in social groups. Psychological Reports 28(2)：483-492, 1971.

（市川 智里）

# 2 コミュニケーションに影響を与えるもの

　がんは生命を脅かす疾患であり，患者にとってがんの診断は多大な恐怖と不安感を引き起こすため，医療者と患者・家族とのコミュニケーションや関係性が治療やケアを提供する際に重要となる．

　特に，意思決定などの場面では，コミュニケーションが良好でないと，適切な治療が選択できないことや，タイミングを逃してしまうことで患者の治療効果を下げる可能性がある．また，その結果，生存期間にも影響を及ぼすことが考えられる．そのため，コミュニケーションに影響する要因について知る必要がある．

## 1 患者側の影響要因

　コミュニケーションに影響を与える患者側の要因として，**表1-3**などが挙げられる．

### 1 価値観や考え，信念

　患者や家族は，これまでの生活や信念，信条，大切にしているものなど，多様な価値観や考えをもっている．これらはコミュニケーションに大きく影響を及ぼすため，普段から，どのような価値観や考えをもっているかについて情報収集しておく必要がある．

　特に，意思決定の場面においては，「家族と一緒に決めたい」「医療者と一緒に決めたい」「病気になる前からこうしようと決めていた」など，さまざまな希望があるため，十分に話し合う必要がある．

### 2 病状や精神状態

#### ◻ がんに伴う苦痛

　がんに伴う身体症状はさまざまである．自覚症状を呈さないこともあるが，さまざまな臓器への転移や病状の進行による食欲不振や倦怠感，脱力感などを伴う悪液質もみられる．また，症状があっても一時的に緩和することもあれば悪化することもあり，身体的な苦痛はその時々で変化する．

　さらに，患者は身体的な苦痛の発現や悪化の可能性，将来に対する希望の喪失や不確かさに対する不安，周囲との別れの予期，社会的役割の変化などを経験する．そのため，病状の変化に応じて精神状態も影響を受ける．

## 精神状態への影響

身体的苦痛や社会的役割の変化だけでなく，悪い知らせを受けることで，適応障害やうつ病などの精神症状を呈することがある．通常であれば，がんや再発の告知という悪い知らせがなされた場合でも，1～2週間経過すると，治療を受けるなど次の行動への準備ができるようになるが，適応障害やうつ病などの症状を呈することもあり，専門的なケアが必要となる（**図1-3**）[1]．精神症状へのケアが十分でないと，良好なコミュニケーションをとることはできなくなり，患者は適切な意思決定ができず，最良の治療を受けることができなくなる．そのため，十分に精神症状や身体症状を把握しておく必要がある．

## 3 病状の理解

患者が自分自身の病状について，どのように理解しているかを確認する必要がある．患者によっては，病状が進行したという事実や望んでいる治療効果が得られないことな

**表1-3 コミュニケーションに影響を与える患者側の要因**

- 価値観や考え，信念
- 病状や精神状態
- 病状の理解
- 年齢
- 社会経済的状況
- 家族やパートナーなどの状況　など

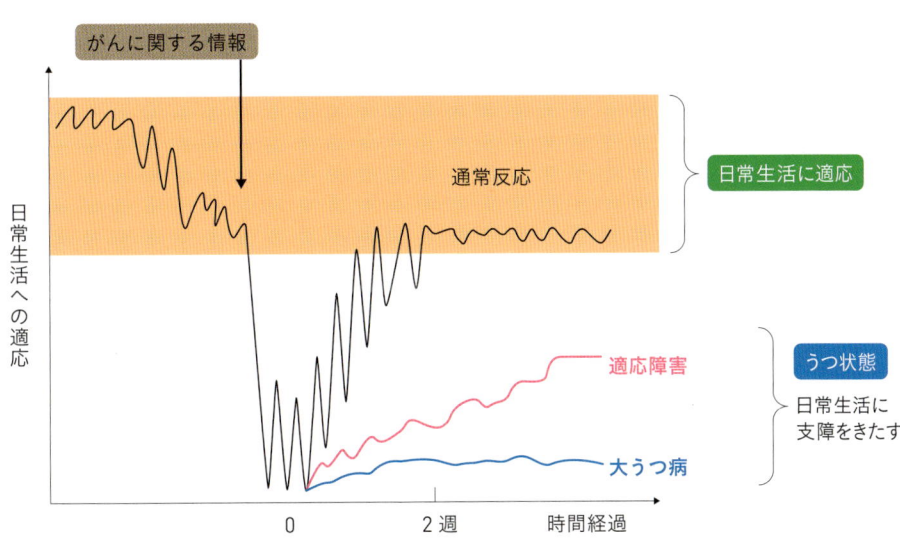

**図1-3 がん患者の心理的反応**

〔小川朝生，内富庸介（編）：これだけは知っておきたいがん医療における心のケア：精神腫瘍学ポケットガイド．p9，創造出版，2010．〕

どにより，現状を受け止められず，否認や怒りを表出する可能性がある．そのために現実に向き合うことができず，適切な意思決定ができなくなってしまう場合もある．

また，医療者による説明の不足により，情報を間違って受け取ってしまうこともあるため，病状をどのように理解しているかを確認することが重要である．

## 4 年齢

コミュニケーションの良好さについては，治療方法に関する患者の選択，ケアに対する満足度，ケアの質との関連性が示されているが，このような傾向は高齢の患者に顕著にみられることが知られている．

80歳以上の患者と若い患者との比較では，80歳以上の患者は治療選択をする際に得られる情報量が少ないこと，患者が自らコミュニケーションをとる可能性が低いと医師が感じており，高齢のがん患者とのコミュニケーションはさらに重要であることが浮き彫りにされている[2,3]．

## 5 社会経済的状況

社会経済的な地位に関しても，コミュニケーションへの影響が示されている．若い高学歴の患者は，意思決定において積極的である可能性が高く，学歴や収入が低い女性は治療に関する意向や関心事，恐怖感に関して，医師とうまくコミュニケーションがとりにくいという報告がある[4〜7]．

また高齢であることに加えて，未婚であることや社会的地位が低いこと，治療選択に関する話し合いの頻度が低い患者は，がんに対する積極的な治療がなされずに予後に影響を及ぼす危険性がある[7]．さらに，実際の臨床においては，社会資源はあるものの，経済的制約が適切な治療を受けることへの障壁となることもあるため，患者の社会経済的な状況についても情報収集する必要がある．

## 6 家族やパートナーなどの状況

家族は，患者にとっては重要なサポート資源である．実際の医療現場における意思決定のほとんどは家族内で行われる．また，現在は家族の在り方も多種多様であり，同居の有無以外にパートナーの存在など，患者を取り巻く状況もそれぞれで異なる．

患者の意思確認ができない場合は，家族が患者の意思を尊重し，患者にとっての最善の治療方針を決める代理者となることが望まれている．

さらに，家族は高齢の患者には真実を告げる必要はなく，真実を知らないほうが患者の幸福となると考えている場合もある．家族の意向を含めた感情的なサポートや個人のコミュニケーションの好みを理解することは，患者−医療者間のコミュニケーションを促進する働きがあると考えられる．そのため，医療者は患者とよく相談して，意思決定の際に家族が関与することについて，患者の希望を把握しておくべきである．

表 1-4 コミュニケーションに影響を与える医療者側の要因

- コミュニケーションの知識不足
- 看護師の意識や認識
- 医療者間のコミュニケーションや関係　など

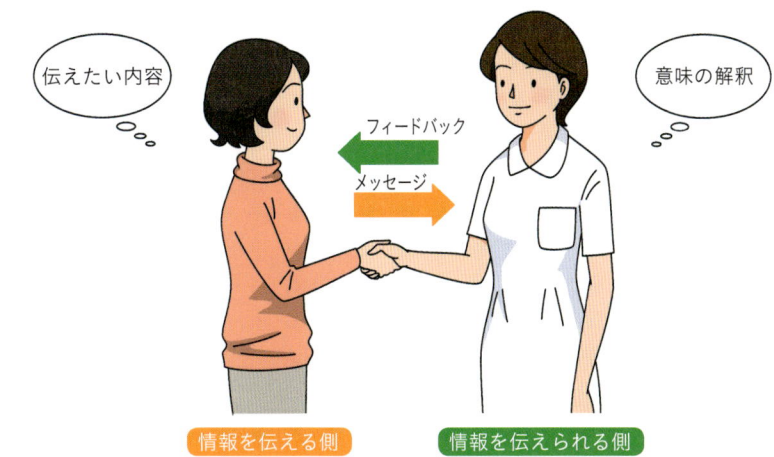

図 1-4 コミュニケーションは双方向のプロセスで成立する
〔篠崎恵美子，藤井徹也：看護コミュニケーション　基礎から学ぶスキルとトレーニング．医学書院，2015．をもとに作成〕

# 2 医療者側の影響要因

コミュニケーションに影響を与える医療者側の要因として，**表 1-4** などが挙げられる．

## 1 コミュニケーションの知識不足

コミュニケーションは，双方向の過程（プロセス）で初めて成立するものであり，患者が発する言葉やサインを看護師が受け止め，どう理解し，どう感じたかを返答するプロセスによって，共感が深まることが知られている（**図 1-4**）．しかし医療者は，患者の言葉をただ黙って聞き続けることを傾聴することと誤解し，それが患者に共感することであると理解している場合もある．そのため，コミュニケーションの基本を知ることは必要なことであり，適切なコミュニケーションスキルを理解しておくことが重要である（第 2 章「がん患者・家族との基本的コミュニケーションのスキル」参照→ p.27）．

## 2 看護師の意識や認識

看護師は，文化の違う患者や家族に緩和ケアを提供すること，精神的問題や宗教的問題，悪い知らせに関して，患者と会話することに困難さを経験したり，がん患者への支援や否認的な家族に対する介入のスキルが低いと感じていること，また，セクシュアルな健康問題についてディスカッションすることに不安を抱えていたり，サバイバーシップに関する知識不足を感じていたりするという報告がある[8]．

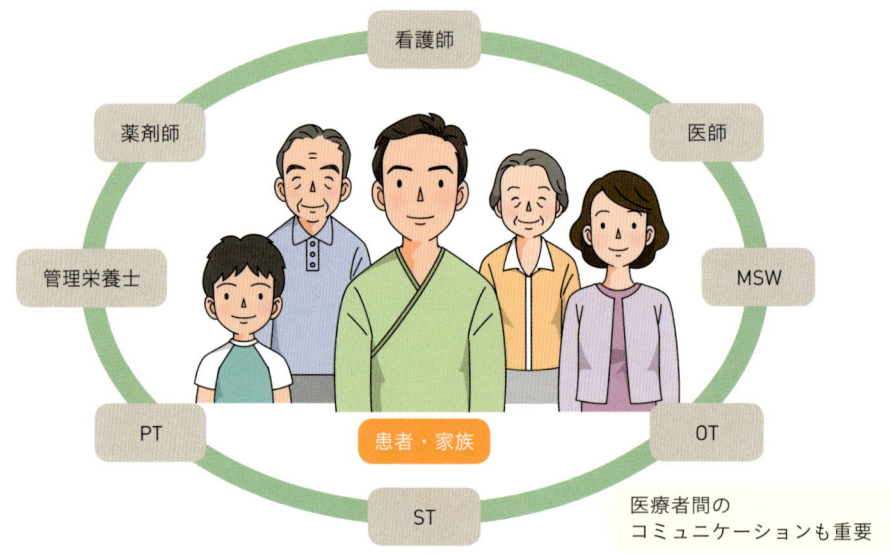

**図 1-5** がん患者・家族を取り巻く医療従事者

　また，患者が亡くなることや患者の否定的な言動に向き合うこと，さいごをどのように過ごすかについて話すことに苦渋し，進行がん患者の看護計画について話し合うことも不安に感じていたりすると，看護師の意識や認識がコミュニケーションにおいても影響を及ぼす可能性がある．そのため，自分自身が患者と向き合うことや介入する際のスキルに対して，どのように考えているか，どのように認識しているかを知ることも必要である．

### 3 医療者間のコミュニケーションや関係

　患者が診療を受ける際に専門分野が細分化されていることから，医師や医療チーム内の医療従事者の多さ，医療従事者間のコミュニケーションや関係も影響を及ぼす可能性がある．医療従事者間で共通した認識や一貫性が欠如したコミュニケーションは，患者や家族とのコミュニケーションに困難さをまねくことがある（図 1-5）．

　また，看護師に対する医師の期待や思い込みによる現実とのギャップが，チームメンバー内におけるコミュニケーションの障壁を作り出すとの報告もある[8]．そのため，普段から医療者間でのコミュニケーションの状況を把握し，良好なコミュニケーションを築く必要がある．

## 引用文献

1) 小川朝生,内富庸介(編):これだけは知っておきたいがん医療における心のケア:精神腫瘍学ポケットガイド. p9, 創造出版, 2010.
2) Liang W, Burnett CB, Rowland JH, et al:Communication between physicians and older women with localized breast cancer:implications for treatment and patient satisfaction. Journal of Clinical Oncology 20(4):1008-1016, 2002.
3) Silliman RA, Dukes KA, Sullivan LM, et al:Breast cancer care in older women:sources of information, social support, and emotional health outcomes. Cancer 83(4):706-711, 1998.
4) Zuckerman DM:The need to improve informed consent for breast cancer patients. Journal of the American Medical Women's Association 55(5):285-289, 2000.
5) Degner LF, Kristjanson LJ, Bowman D, et al:Information needs and decisional preferences in women with breast cancer. JAMA 277(18):1485-1492, 1997.
6) Hietanen P, Aro AR, Holli K, et al:Information and communication in the context of a clinical trial. European Journal of Cancer 36(16):2096-2104, 2000.
7) McVea KL, Minier WC, Johnson Palensky JE:Low-income women with early-stage breast cancer:physician and patient decision-making styles. Psycho-Oncology 10(2):137-146, 2001.
8) Wittenberg-Lyles E, Goldsmith J, Ferrell B:Oncology nurse communication barriers to patient-centered care. Clinical Journal of Oncology Nursing. 17(2):152-158, 2013.

(市川 智里)

# 3 がん看護におけるコミュニケーションスキルの有用性

## 1 コミュニケーションスキルの有用性

### 1 コミュニケーションのプロセス

　コミュニケーションは，一方通行の情報伝達ではなく，双方向の過程でお互いにメッセージを送り，受けるものであり，その過程で自分を示し相手を解釈するものである．看護師は，患者から聞いた話について，それに対して感じたこと，考えたことを伝えるプロセスを踏むことで共感に至るのである（詳細は第2章を参照→p.27）．

　コミュニケーションの基本は，
　①話を聴く【患者から発せられる言葉や表情などのサインをありのままに受け止める】
　②話す内容を理解する【患者の発する言葉の内容を適切に理解する】
　③対応する【患者の言っていることについて十分に理解したことをもとに患者に言葉をかける】
という過程であり，ただ単に黙って話を聴くことではない（図1-6）．

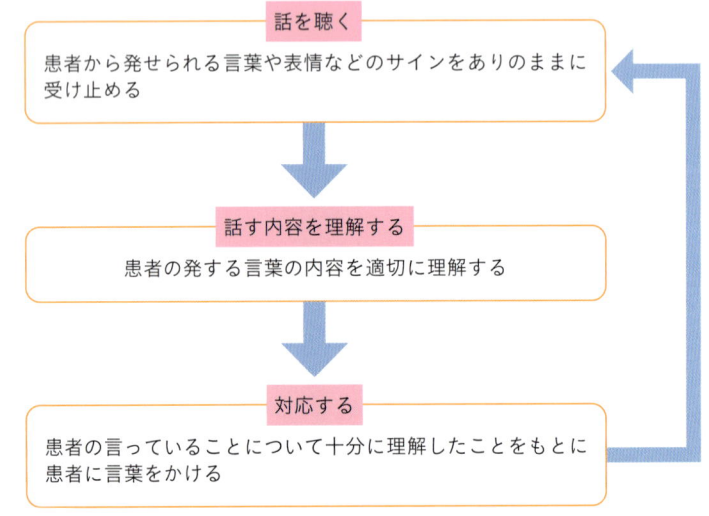

**図1-6** コミュニケーションの基本プロセス

## 2 コミュニケーションスキルは看護技術

### 1 コミュニケーションは患者や家族の支援となりうる

コミュニケーションは情報伝達の道具としてだけでなく，患者や家族のケアにつながる．効果的かつ支持的なコミュニケーションは，患者や家族の支援となりうる．そのため，コミュニケーションは重要なスキルなのである．

### 2 患者をサポートするために必要な技術

さらに，先述したように，コミュニケーションは看護師にとって，患者との信頼関係を築き，患者の不安や不確かさを軽減し，患者をサポートするために必要なスキルであり，経験を積むだけでは向上しない．コミュニケーションスキルは患者-看護師関係を発展させるために重要な看護技術であり，良好なコミュニケーションがあってこそ，患者中心の医療を提供することができる．

### 3 コミュニケーションスキル習得の重要性

これまで述べてきたとおり，患者と医療者の良好なコミュニケーションは，よりよい医療の基本であり，患者の満足度，治療のアドヒアランス，患者の知識の向上，積極的治療から緩和医療への移行の円滑化など，さまざまな影響をもたらすといわれている[1]．コミュニケーションスキルを身につけることは，患者や家族へのケアに加えて，医療者自身にもよい影響をもたらす．そのため，コミュニケーションスキルの習得が重要なのである．

### 4 コミュニケーションは学習により身につけられるスキル

コミュニケーションは，個人の人間性や性格によって影響される面を有している一方で，能動的な学習によって変容が可能であり身につけられるスキルであることが知られている．そのため，看護師にとって，コミュニケーショントレーニングは必要かつ重要なのである．

## 3 トレーニングの有用性

がん医療においても良好なコミュニケーションが基盤となることは先述しているが，これまで十分に系統的な教育が実施されてこなかった現状があり，最近では，コミュニケーションスキルトレーニングが各国で実施されてきている．

### 1 コミュニケーションの有用性に関する研究

2013年，Cochrane Libraryに，がん患者にかかわる医療従事者に対するコミュニケーショントレーニングの有用性に関する系統的レビューが発表された[2]．がん患者にかかわる医療従事者に対するコミュニケーションスキルトレーニングのうち，無作為化比較試験で，客観的かつ妥当な方法を用いてスキルや行動の変化を評価している研究を

文献検索によって抽出し，5,472の研究が吟味され，10の研究がメタ分析（複数の無作為化比較試験を統合し分析すること）された．その結果，コミュニケーションスキルトレーニングによる介入群のほうが，対照群に対して，患者との会話のなかでオープンクエスチョンを用いることが多く，また，共感の態度を示す割合が高いことが明らかとなった．

　Gibonらは，80名の医療従事者（医師，看護師，秘書など）を，38時間のコミュニケーションスキルトレーニングを実施する介入群と実施しない対照群に割り付けた．その結果，介入群のほうがよりチーム指向であり，共感を示したり感情的な言葉を用いやすいことが示唆された[3]．

　Heavenらの報告では，英国の61名の看護師に対して，3日間のコミュニケーションスキルトレーニングを実施した介入群と対照群を比較した結果，介入群では，介入後の

**表1-5　コミュニケーションスキルの有用性に関する研究**

| 研究者 | 研究方法 | 結果 |
|---|---|---|
| Mooreら[2]（Cochrane Library） | ・がん患者にかかわる医療従事者に対するコミュニケーションスキルトレーニングのうち，無作為化比較試験で，客観的かつ妥当な方法を用いてスキルや行動の変化を評価している研究を文献検索によって抽出．<br>・5,472の研究が吟味され，10の研究がメタ分析（複数の無作為化比較試験を統合し分析すること）された． | ・介入群のほうが，対照群に対して，患者との会話のなかでオープンクエスチョンを用いることが多く，また，共感の態度を示す割合が高いということが明らかとなった． |
| Gibonら[3] | ・80名の医療従事者（医師，看護師，秘書など）を，38時間のコミュニケーションスキルトレーニングを実施する介入群と実施しない対照群に割り付けた． | ・介入群のほうがよりチーム指向であり，共感を示したり感情的な言葉を用いやすいことが示唆された． |
| Heavenら[4] | ・英国の61名の看護師に対して，3日間のコミュニケーションスキルトレーニングを実施した介入群と対照群を比較した． | ・介入群では，介入後の患者の精神的な観察や問診において，コミュニケーションスキルが高まった． |
| Delvauxら[5] | ・115名のがん専門看護師を，105時間のコミュニケーションスキルトレーニングを実施する介入群と対照群に割り付け，介入前，介入直後，3か月後に模擬面接と実際の患者との面接を録画し，会話の内容を分析した．<br>・看護師のストレス，考え方，患者との面接の満足感，加えて患者の満足感の評価も実施した． | ・介入群は，介入前よりもストレスが軽減し，考え方がポジティブに変化し，模擬面接でのコミュニケーションスキルの改善がみられた．<br>・実際の患者との面接時には，コミュニケーションスキルについては明らかな改善はみられなかったものの，患者の満足感は向上していた． |
| Wilkinsonら[6] | ・160名の看護師を，最大3日間のコミュニケーションスキルトレーニングを実施する介入群と対照群に割り付け，コミュニケーションスキルとインタビューの内容の変化，患者の不安や精神的状態，満足感を比較した． | ・患者の不安は変わらなかったが，満足感や精神的状態には改善傾向がみられた． |

患者の精神的な観察や問診において，コミュニケーションスキルが高まったという結果が得られた[4]．

Delvauxらは，115名のがん専門看護師を，105時間のコミュニケーションスキルトレーニングを実施する介入群と対照群に割り付け，介入前，介入直後，3か月後に模擬面接と実際の患者との面接を録画し，会話の内容を分析した．また，看護師のストレス，考え方，患者との面接における満足感，加えて患者の満足感の評価も実施した．その結果，介入群は，介入前よりもストレスが軽減し，考え方がポジティブに変化し，模擬面接でのコミュニケーションスキルの改善がみられた．実際の患者との面接時には，コミュニケーションスキルについては明らかな改善はみられなかったものの，患者の満足感は向上していた[5]．

Wilkinsonらは，160名の看護師を，最大3日間のコミュニケーションスキルトレーニングを実施する介入群と対照群に割り付け，コミュニケーションスキルとインタビューの内容の変化，患者の不安や精神的状態，満足感を比較した．その結果，患者の不安は変わらなかったが，満足感や精神的状態には改善傾向がみられた[6]．

これらの研究結果より，コミュニケーションに関するトレーニングを受けることが何らかの効果をもたらすこと，そして，単に経験を積むだけでなく，系統的にコミュニケーションスキルトレーニングを受けることが必要であることが示唆された(**表1-5**)．

このような研究が実施されてはいるが，コミュニケーションスキルトレーニングの内容や方法はさまざまであり，十分に確立されているとはいえない．また，多くの研究は患者の主観的評価を主要なアウトカムとしている．そのため，今後は，よりよいコミュニケーションスキルトレーニングのプログラムの開発や，客観的評価を用いた有効性の検証が望まれる．

## 引用文献

1) Ong LM, Visser MR, Lammes FB, et al：Doctor-patient communication and cancer patients' quality of life and satisfaction. Patient Education and Counseling 41(2)：145-156, 2000.
2) Moore PM, Rivera Mercado S, Grez Artigues M, et al：Communication skills training for healthcare professionals working with people who have cancer. The Cochrane Database of Systematic Reviews 3：CD003751, 2013.
3) Gibon AS, Merckaert I, Liénard A, et al：Is it possible to improve radiotherapy team members' communication skills? A randomized study assessing the efficacy of a 38-h communication skills training program. Radiotherapy and oncology 109(1)：170-177, 2013.
4) Heaven C, Clegg J, Maguire P：Transfer of communication skills training from workshop to workplace：the impact of clinical supervision. Patient Education and Counseling 60(3)：313-325, 2006.
5) Delvaux N, Razavi D, Marchal S, et al：Effects of a 105 hours psychological training program on attitudes, communication skills and occupational stress in oncology：a randomised study. British Journal of Cancer 90(1)：106-114, 2004.
6) Wilkinson S, Perry R, Blanchard K, et al：Effectiveness of a three-day communication skills course in changing nurses' communication skills with cancer/palliative care patients：a randomised controlled trial. Palliative Medicine 22(4)：365-375, 2008.

(市川 智里)

# 4 がん患者・家族とのコミュニケーションに役立つスキル

## 1 コミュニケーションスキルの変遷

　欧米では，がんの診断告知において，1950～1960年代までに医師中心型のパターナリズムのアプローチから医師-患者間のコミュニケーションへ，さらに1970年代後半頃には完全告知へと進展をみせるようになった．

　治療法の発展や社会の変化，さらには米国では情報提供下での意思決定に関する患者の権利を強化した法律の制定もあり，医師-患者間のコミュニケーションはよりオープンなものへと変化していった[1]．

　その結果，現在では予後に関しては別として，がんの診断や再発に関しては完全にオープンな告知がされている．

### 1 悪い知らせの告知に関するプロトコール SPIKES

　がんの告知は，がんが進行している場合や完治が望めない場合は，治療法が限定されるなど悪い知らせであることも多く，医師にとっては重大なコミュニケーションの難題である．そのため，米国では悪い知らせの告知に関するプロトコールであるSPIKESが開発された[2]．

　SPIKESとは，米国のMDアンダーソンがんセンターで，がんの診断や再発などの悪い知らせを伝え，治療方針などの意思決定をする際のスキルとして開発されたコミュニケーションのアプローチ法である．

　4つの重要課題と6つのステップがあり，ステップ1～6の英文頭文字をとって，SPIKESと名付けられている．4つの重要課題は，

❶患者から情報を得ること
❷患者に必要性や要望に添ったわかりやすい情報を与えること
❸悪い知らせを聞いた患者を支援すること
❹患者からの申し出と協力を得ながら治療方針を立てること

である．6つのステップは表1-6のとおりであり，ステップ2～5までは1回行えば終了するわけではなく，必要に応じて繰り返し行われる．

**表 1-6　SPIKES の 6 つのステップ**

| | |
|---|---|
| ステップ 1：<br>S-Setting<br>（場の設定） | ・コミュニケーションのための基本的な要素.<br>・身だしなみを整える，静かで快適な場所を設定する，座る位置に配慮する，挨拶をする，名前を確認する，礼儀正しく接する，時間を守る，自己紹介をする，など.<br>・目線を合わせて話すようにする．目線を合わせることが信頼関係の構築に役立つ．重要なことを話し合っていることを念頭において，時間の制約や中断を防ぐ努力を最大限に行うようにする． |
| ステップ 2：<br>P-Perception<br>（患者の病状認識を知る） | ・患者が自分の病状や状況をどのように認識し，どの程度理解しているかを見極めること．<br>・これによって，患者の理解度に応じた説明を行うことが可能となる． |
| ステップ 3：<br>I-Invitation<br>（患者がどの程度知りたいかを確認し，患者からの招待を受ける） | ・患者が病名，予後，治療法などの情報について，どの程度知りたいかを見極めること．<br>・可能な限り詳細を知りたい患者もいれば，わずかな情報しか知りたくない患者もいる．<br>・本人が望まない場合は，キーパーソンに伝えることもある．<br>・患者の希望や好みに合わせて，適切なタイミングで情報提供することが重要である． |
| ステップ 4：<br>K-Knowledge<br>（情報を共有する） | ・患者に情報を開示すること．<br>・患者が話の内容を理解できたかどうか確認しながら伝える．<br>・がんの診断や再発の告知をするときには，「残念ですが」という前置きを述べ，患者に心構えをさせる．<br>・難しい専門用語を使わずに，患者の理解度や患者の希望を確認しながら情報を提示する． |
| ステップ 5：<br>E-Empathy & Exploration<br>（患者の感情を探索し，対応する） | ・患者の感情の変化に，共感的，探索的，承認的な表現を用いて対応すること．<br>・患者を観察し，抱いている感情を正しく認識すると同時に，感情の自己表現を促し，理解を示すようにする． |
| ステップ 6：<br>S-Strategy & Summary<br>（今後の計画を立て，面談を完了する） | ・内容を整理し，今後の方向性を明確にして伝えること．<br>・面談の内容を簡潔にまとめ，質問の有無を確認し，次の検査や治療などについて，共通の認識をもっているかどうかを確認する． |

## 2　悪い知らせを伝える際の効果的コミュニケーション SHARE

　このほかにも，各国で悪い知らせを伝える際のコミュニケーションのガイドラインが作成されたが，ほとんどが医師の経験に基づいて作成された．わが国では，ガイドラインにおいて推奨されるコミュニケーションと患者の意向は必ずしも一致しないことが明らかになり[3]，国立がん研究センター東病院に通院中の 529 名の患者への調査により，悪い知らせを伝えられる際のコミュニケーションに対する意向は，「悪い知らせの伝え方」「情緒的サポート」「付加的情報」「設定」であることが確認された[4]．

　これらの研究結果から，わが国では SHARE プログラムが開発された[5]．SHARE は，がん医療において医師が患者に悪い知らせを伝える際に効果的なコミュニケーションを実践するための態度や行動を示している．内容に関しては，**表 1-7** に示す．

表 1-7 SHARE プログラム

| | |
|---|---|
| サポーティブな環境設定<br>Supportive environment | ・プライバシーの保たれた場所を確保する<br>・座る位置に配慮する<br>・十分な時間をとる<br>・礼儀正しく接する<br>・同席者について，患者の意向を確認する　など |
| 悪い知らせの伝え方<br>How to deliver the bad news | ・家族などほかの人が同席できることを伝える<br>・患者に質問を促し，その質問に十分に答える<br>・病状，これまでの経過，面接の目的について振り返り，患者の病気に対する認識を確認する<br>・悪い知らせをわかりやすく明確に伝える<br>・事務的に伝えることや，大げさに感情的な表現で伝えることは避ける<br>・すべて正直に伝えるのが原則だが，具体的にどの程度の情報をどのように伝えるかについては，患者の意向を確認する<br>・あとから質問できることや看護師にも質問できることを伝える<br>・専門用語は避け，わかりやすい言葉で伝える<br>・要点をまとめて伝える<br>・紙に書いて説明する　など |
| 付加的情報<br>Additional information | ・今後の標準的な治療方針，選択肢，治療の危険性や有効性，副作用を説明したうえで，推奨する治療法を伝える<br>・がんの治る見込みを伝える<br>・患者がほかのがん専門医にも相談できること（セカンド・オピニオン）についても説明する<br>・誰が治療選択にかかわることを望むか，患者の意向を尋ねる<br>・患者のこれからの日常生活や仕事についても話し合う<br>・患者が利用できるサービスやサポート（例えば，医療相談，高額療養費制度，訪問看護，ソーシャル・ワーカー，カウンセラーなど）に関する情報を提供する<br>・患者の希望する情報を提供する　など |
| 安心感と情緒的サポートの提供<br>Reassurance and Emotional support | ・家族にも視線を向ける<br>・家族にも理解の程度や質問を確認する<br>・患者の気持ちを和らげる言葉をかける<br>・気がかりや懸念を聞く<br>・患者が心の準備をできるような言葉をかける<br>・患者が感情を表出しても受け止める<br>・悪い知らせによって生じた気持ちをいたわる言葉をかける<br>・患者の気持ちを探索する<br>・患者にとって侵襲的ととらえられる言葉（がんなど）は，2回目以降は，ほかの言葉（病気，腫瘍など）で言い換える　など |

## 2 なぜがん看護においてNURSEが有用なのか

　コミュニケーションは，これまでに述べてきたとおり，がん医療の基本となるものである．社会の変化や医療の発展，人々の考え方の変化に合わせて，コミュニケーションスキルトレーニングも実施されるようになってきたが，がん医療においては，主に医師を中心に実施されるものがほとんどであった．研究も実施されるようになってきたものの，現在でも医師-患者間のコミュニケーションは最適ではないことが知られており，コミュニケーションの欠如により，医師や看護師は患者や家族の心配事を見逃しやすく，その結果，患者や家族の苦痛を増加させること，また，コミュニケーションが不足すると痛みや症状マネジメントにおける医師の能力を妨げることも指摘されている[6]．

### 1 悪い知らせを告げられたあとの情緒的サポートの重要性

　これまで開発されたコミュニケーションスキルは，医師が悪い知らせを伝える際に用いるスキルであり，多くは医師を対象としたものである．実際の臨床の場において，看護師は悪い知らせを伝えることよりも，医師から悪い知らせを告げられた患者や家族の気持ちに寄り添い，情緒的サポートを行うことが多い．先述の悪い知らせを受ける際の患者の望む意向においても，わが国の患者は，情緒的サポートを必要としており，それは看護師に求められる最も重要なケアの1つである．

### 2 感情の表出を促進させる技法NURSE

　本書で紹介するNURSEは，感情を探索し，表出を促進させる技法である．感情に焦点を当てることは，最も強力な医師-患者関係につながり，最も効果的なコミュニケーションを構築するとされ，NURSEは，患者中心の医療面接(患者主体と医師主体の面接技術を統合した面接法)のプロセスの一部とされている[7]．

　患者中心の医療面接においては，主に導入の部分で，医師-患者関係の構築の際に用いられている．感情探索の技法(Exploring)とNURSの4要素(Naming, Understanding, Respecting, Supporting)を合わせて，NURSEと覚えやすいような形で活用されている(NURSEの詳細は第3章を参照→p.54)．さらに，この患者中心の医療面接のなかでは，悪い知らせや追加の情報提供を行った際に，患者が感情を表出したときにNURSEを用いて，患者の感情に対応することが推奨されている．

### 3 NURSEを活用する意義

　われわれ看護師は，患者が悪い知らせを伝えられたあとの患者の感情に対応することが望まれているが，実際には，そのような場面で患者やその家族にどのように対応すべきか，悩むことも多い．また，忙しい臨床現場で，限られた時間のなかで効果的に患者の感情に対応することは容易なことではないが，看護師には高度なスキルが求められ，がん看護に携わる看護師はこれを身につけることが必要とされる．そのため，患者の気持ちに寄り添い，感情を探索し，表出を促進させるコミュニケーションスキルである

NURSE を用いたコミュニケーションを実践することが必要であると考える．

## 引用文献

1) Arber A, Gallagher A：Breaking bad news revisited：the push for negotiated disclosure and changing practice implications. International Journal of Palliative Nursing 9(4)：166-172, 2003.
2) Baile WF, Buckman R, Lenzi R, et al：SPIKES-A six-step protocol for delivering bad news：application to the patient with cancer. The Oncologist 5(4)：302-311, 2000.
3) Fujimori M, Parker PA, Akechi T, et al：Japanese cancer patients' communication style preferences when receiving bad news. Psycho-Oncology 16(7)：617-625, 2007.
4) Fujimori M, Akechi T, Morita T, et al：Preferences of cancer patients regarding the disclosure of bad news. Psycho-Oncology 16(6)：573-581, 2007.
5) 日本サイコオンコロジー学会：がん医療に携わる医師に対するコミュニケーション技術研修会(CST). http://www.share-cst.jp/（最終アクセス日：2015/9/10）
6) Back AL, Arnold RM, Baile WF, et al：Approaching difficult communication tasks in oncology. A Cancer Journal for Clinicians 55(3)：164-177, 2005.
7) Fortin A, Dwamena F, Frankel R, et al：Smith's Patient-Centered Interviewing：an evidence-based method, 3rd edition. McGraw-Hill, 2012.

（市川 智里）

# 第 2 章

# がん患者・家族との基本的コミュニケーションのスキル

# 1 基本的コミュニケーションスキルの重要性

## 1 コミュニケーションの変遷と看護師に求められるコミュニケーションスキル

　昨今，がん医療において，患者とのコミュニケーションは大変重要なものとして考えられている．がんの告知が行われるようになったのは，おそらく1990年以降と考えられ，2000年以降，海外においてがん治療医を中心に「悪い知らせの伝え方」ということに関心がもたれるようになった．看護師も，積極的治療の断念といった"悪い知らせ"を，がんの全経過を通して患者や家族に伝える多くの機会に遭遇することになった．

### 1 看護師にコミュニケーションスキルが求められる背景

　がん専門病院においては，病名の告知だけではなく，病気の進行，積極的抗がん治療の中止などが，ほぼすべての患者に伝えられるようになった．看護師は，悪い知らせを伝えられた患者がどのような感情を抱いているのか，どこまで深く感情を掘り下げていくべきなのか，シリアスな問題にどのように対応したらよいのか戸惑っていた．
　悪い知らせを伝えるプロセスは患者・家族だけでなく看護師にとっても大変負担の大きいものであるが，このような状況への対応の一助となるコミュニケーションスキルを身につけることは，看護師の専門性を高め，苦しむがん患者・家族のQOLを高めるために重要である．

### 2 コミュニケーションスキルのもたらす効果

　効果的なコミュニケーションスキルは，患者の病気に関する理解の促進，治療計画における患者アドヒアランスの改善，効率的な時間の活用，看護師のバーンアウトの回避，専門性の高い診療の実施を可能にする[1]．
　Gibonらは，放射線治療チームのメンバー80名に対して，CST（communication skill training）を行った介入群と，実施しなかった対照群では，介入群において声のトーン，承認する言葉，共感，交渉，感情を表す言葉の使用と自己効力感の増加がみられたと報告している[2]．

### 3 基本的コミュニケーションが必要になる場面

　基本的なコミュニケーションスキルは後述するNURSEの"Ask-Tell-Ask" "Tell me more"と共感的に対応することが含まれる[1]（→p.48, 51）．

**表 2-1** がん治療におけるコミュニケーションが課題となる主要な場面

- 初回診療の場面
- 悪い話を伝える場面
- がん治療の意思決定の場面
- 臨床試験の提案の場面
- 抗がん治療の実施の場面
- 積極的抗がん治療の中止の場面　など

**表 2-2** 基本的なコミュニケーションスキル

- 聴くための準備（2 → p.31）
- 現状の理解の確認，問題点の把握（3 → p.34）
- 効果的に傾聴するスキル（4 → p.36）
- 応答するスキル（5 → p.40）
- 共感するスキル（6 → p.42）

主要となるコミュニケーションの課題は，病気の経過に沿い，「初回診療」「悪い話を伝える」「がん治療の意思決定」「臨床試験の提案」「抗がん治療の実施」「積極的抗がん治療の中止」に伴うものである（**表 2-1**）．

# 2 基本的なコミュニケーションスキルとは

コミュニケーションは，患者や家族が方向性を示されたと感じ，医療者との信頼を構築し，希望をもてるように支援することを助けるスキルである．コミュニケーションスキルの不足は，患者と家族の身体的・心理的・社会的な苦痛を増加させることになる．

## 1 "患者中心"の面接

基本的コミュニケーションスキルは，医療者が，患者と感情的な親密さやつながりをもつために適用されるものである．医療者中心の面接は患者から離れて進んでしまい，患者に関するほとんどの個人的な情報が現れてくるのを妨げ，それゆえに適切な心理社会的な描写を発展させる能力を制限してしまう[3]．このことを正すために，個人的なデータを生成するプロセスである"患者中心"の面接[4]という方法が発展した．

また，がんや心筋梗塞など，生命，人生，生活を脅かす疾患を抱えるということは，人の心に深刻な事態をもたらす．基本的なコミュニケーションスキルには，聴くための準備，現状の理解の確認，問題点の把握，効果的に傾聴するスキル，応答するスキル，共感するスキルなどが含まれる（**表 2-2**）．

本章では，コミュニケーションスキルの理解を促すため，患者の感情表出を促進させるコミュニケーションスキル NURSE を説明する前に，基本的なコミュニケーションスキルの内容について説明する．

　後述する NURSE は感情の表出を促進させることに特化したプロトコルで，単独で使用することは意図されていない．

　悪い話が伝えられたあとの患者の部屋に訪れるときの緊張は誰もが経験することである．どのように声をかけたらよいか，椅子に座って「あなたの話を聞かせていただきたい」と言う場面に至るまで，頭でわかっていても難しいものである．基本的なコミュニケーションスキルの向上がコミュニケーションを深め，感情を表出させる重要な前段階となる．

### 引用文献

1) Back AL, Arnold RM, Baile WF, et al：Approaching difficult communication tasks in oncology. A Cancer Journal for Clinicians 55(3)：164-177, 2005.
2) Gibon AS, Marckaert I, Liébard A , et al：Is it possible to improve radiotherapy team members' communication skills? A randomized study assessing the efficacy of a 38-h communication skills training program. Rediotherapy and Oncology Oncol 109(1)：170-177, 2013.
3) Schwartz MA, Wiggins O：Science, humanism, and the nature of medical practice：a phenomenological view. Perspectives in Biology and Medicine 28(3)：331-366, 1985.
4) Levenstein JH, McCracken EC, McWhinney IR, et al：The patient-centred clinical method. 1. A model for the doctor-patient interaction in family medicine. Family Practice 3(1)：24-30, 1986.

〔關本 翌子〕

# 2 聴くための準備

　感情面のサポートは重要であるが，それ以上に，患者に伝えた内容を患者自身がしっかりと理解しているかどうかを確認することが，コミュニケーションスキルのなかで最も重要な位置を占めている．そのために必要となる「聴くための準備」のポイントを以下にまとめた．

> **1 礼儀正しい態度で接する**
> ・身だしなみを整える．
> ・笑顔や柔らかな表情で挨拶をする．
> ・初対面であれば自己紹介をする．
> ・まずは「自分が落ち着く」こと．
>
> **2 できる限りの環境調整を心がける**
> ・静かで快適な部屋を設定する．
> ・プライバシーの保たれた場を設定する．
> ・座る位置に配慮する(患者が話しやすい距離)．
>
> **3 患者の希望に合わせる**
> ・情報共有の希望を確認する．
> ・患者の「知りたくない」という気持ちを尊重する．
>
> **4 患者の体に触れる**
> ・軽いタッチングで緊張や不安を和らげ，安心感を与える．

## 1 礼儀正しい態度で接する

　礼儀正しく接することには，身だしなみを整えるなど基本的なマナーだけでなく，患者の気持ちを探索し，理解するなどの共感するスキルも含まれている．

　話すことには不安や恐れを伴う．すべての面談はうまくいかない可能性を含んでいる．例えば終末期患者の予測できない反応のすべてに対応しようとするのは無理であるが，自分自身の心の準備として身につけておいたほうがよい．

　患者を迎え入れる，患者の名前で呼びかける(○○さん，と声をかける)，安楽を確保するなどして，安心した状況に患者をおくことを心がける．まず初めに挨拶をし，自分の立場と名前を名乗り，自己紹介を行う(図2-1)．対人関係の最も基本的な要素であるが，患者との関係においてうまくできていない医療者も多い．

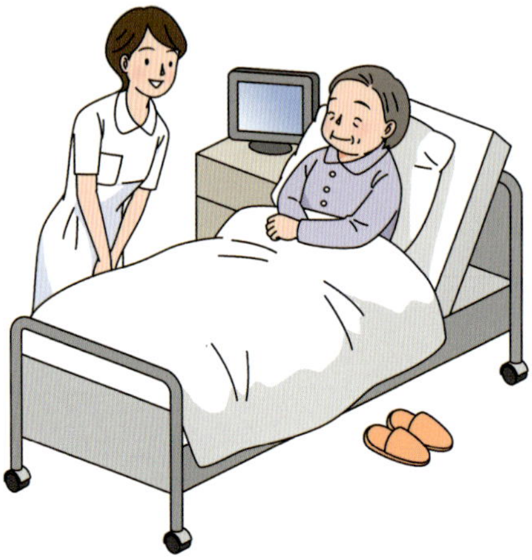

・○○さんと声をかける
・安楽を確保し，安心した状況に患者をおくことを心がける
・まず，はじめに挨拶をし，自分の立場と名前を名乗り，自己紹介をする

**図 2-1** 礼儀正しい態度で接する

## 2 できる限りの環境調整を心がける

　面談の際には，できれば患者は1人の状態にしたほうがよい．これが不可能なときには，間仕切りをするとか，ほかの人と離れて座ってもらうことによってプライバシーを守るべきである．なるべく静かな環境を準備し，座る位置，角度など「相手にとって話しやすそうな距離感」を意識する（**図 2-2**）．

　椅子などに「腰掛ける」ことで，少し時間をとったコミュニケーションの場となることを暗に伝え，患者に心の準備と余裕を与えることにつながる．また聴く側がリラックスしていると，「聴く」時間があるようにみえる．表情や行動を観察し，患者の不安や緊張が伝わってきたときに，それを和らげる言葉かけをしたり，患者の話の速度や声量，声のトーンに合わせたりといった工夫が，「あなたが不安に感じているのが伝わってきますよ」というメッセージや，患者が話しやすく感じる環境設定につながる．

## 3 患者の希望に合わせる

　患者の話を聴く際には，できる限り患者の希望に合わせる必要がある．おかれている状況や家族との関係は患者によりさまざまなので，患者自身の情報共有の希望や，家族の同席の希望は，必ず確認すべきである．

　また，医療者側から一方的に説明するのではなく，「○○のことについて相談させていただいてもよろしいですか？」「○○についてお話ししたいと思いますが，お時間はございますか？」といったように，まずは患者の希望を尋ねることが重要である（**表 2-3**）．

　がん看護におけるコミュニケーションでは，特に患者の「知りたくない」という気持ちも尊重しなくてはならない．

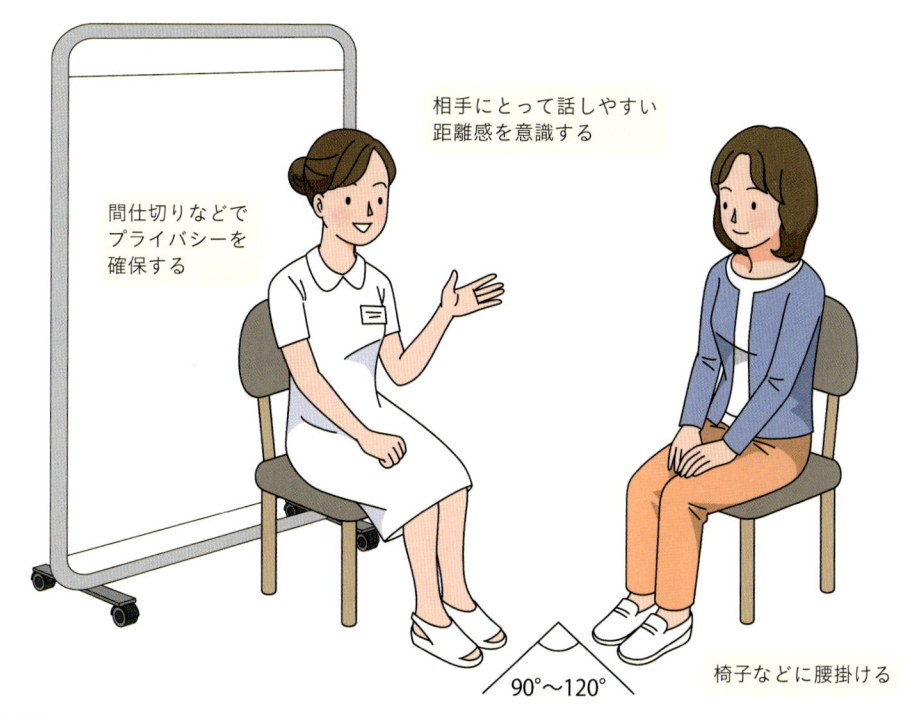

**図 2-2** 面談時の環境調整
環境を整えることで感情に寄りそいやすくなる．

- 間仕切りなどでプライバシーを確保する
- 相手にとって話しやすい距離感を意識する
- 90°〜120°
- 椅子などに腰掛ける

**表 2-3** 患者の希望を尋ねる例文

- ○○のことについて相談させていただいてもよろしいですか？
- ○○についてお話したいと思いますが，お時間はございますか？
- ○○先生からお聞きになった検査の結果について，今お話を伺ってもよろしいですか？
- ○○についてお話をしたいと思いますが，どなたか御一緒のほうがよろしいですか？

➡ 何のために来たのか，何について話したいか明確に伝える．

## 4 患者の体に触れる

　面談の最初の段階では難しいことが多いが，もし可能であれば面談の最後などに親しみを込めて肩や腕，手の甲にそっと触れるなどの行為が患者に安心感を与えることになり，感情を理解しようとしている姿勢を示すことになる．

　具体的には，臥床している患者の手の甲あるいは上腕あたりにそっと触れながら，最後の挨拶と次回訪問の約束をするというのがスムーズで違和感がない．

（關本 翌子）

# 3 現状の理解の確認，問題点の把握

患者の話を聴くための準備として，患者が現状についてどのように理解しているか，問題点はどこなのかを把握する必要がある．現状の理解の確認には以下のような方法がある．

> 1. **患者が現状についてどのように理解しているか確認する**
>    認識の確認，誤解の有無を知る．
> 2. **YES/NO で答えられない質問を用いる（オープンクエスチョン）**
> 3. **病気だけでなく患者自身への関心を示す**
>    話し方（語彙，使用する言葉など）や様子に注目する．

## 1 患者が現状についてどのように理解しているか確認する

まず，患者が現状についてどのように理解しているかを確認することは，その後のコミュニケーションにおいて非常に重要である．患者の理解を推測するのではなく，実際に患者の言葉として確認することが必要である．以下に理解度を確認するための例文を紹介する（表2-4）．患者の理解を確認するには，患者自身の言葉で話してもらうことを心がける．

## 2 YES/NO で答えられない質問を用いる

クローズドクエスチョンは，「はい」または「いいえ」，あるいは短い言葉で答えられるものである．これらの質問は答えなければならない特別な問題についてなされる．

一方，オープンクエスチョンは一言の答え（はい，またはいいえ）や手短な答えを促すものではなく，任意の回答を求めるもので，「何か気にかかることはありますか？」

**表 2-4 理解度を確認するための例文**

- これまでご自分の病気をどのようにお考えでしたか？
- 今の状況について○○先生からはどのようにお話を聴いていますか？
- 病気についてどのようなことを心配されていましたか？
- 現在の病状について，どのように理解していますか？
- ○○とはどういう意味ですか？

**表 2-5　オープンクエスチョンの例文**

- 例①
  - オープンな質問　「ご気分はいかがですか？」
  - クローズな質問　「つらいですか？」
- 例②
  - オープンな質問　「ここ1週間の痛みはどうですか？」
  - クローズな質問　「痛みはありますか？」

「〇〇はどうですか？」といった問いが挙げられる（表2-5）．

### オープンクエスチョンから先に行うように心がける

クローズドクエスチョンを使ってはならないということはないが，「大丈夫ですか？」「わかりましたか？」というクローズな質問では，患者は「はい」や，「わかりました」と答えてしまうため，オープンクエスチョンから先に行うように心がける．

オープンクエスチョンは，特定の焦点がなく，患者が自分の言いたい範囲内で答えられるようなものである．通常，「何」「どう」「誰」「どこ」「いつ」のような言葉で始まる．

## 3　病気だけでなく患者自身への関心を示す

患者の言葉を聴くことは，「相手を尊重し，相手に関心があり，相手の立場にある」というシグナルを出していることになる．そのようにすると患者は，「自分の話を聴いてくれている」と感じ，質問者に好感をもちやすくなる．

また，話し方(語彙，使用する言葉など)や様子に注目することで，患者の感情の変化を促すことができ，確認しながら進めることができる．また，埋もれた言葉にこそ，感情が隠されていることが多く，見逃さないことが必要である．

（關本 翌子）

# 4 効果的に傾聴するスキル

　患者・家族が伝える「主訴」「治療やケアに対する希望」「大切にしたいこと」といった情報の内容は，医療者にとって治療やケアの方針を考えるうえで大切なものであるが，それは医療者側に「聴く（情報を受け取り理解する）姿勢」があると認められて，初めて伝えられるものも少なくない[1]．

　効果的に傾聴するためのスキルを以下に示す．

---

① **感情の表出を促し，その内容について批判や解釈を与えることなく傾聴する**
② **患者に話をさせる**
　患者に話すよう促す，相槌を打つ，病気だけではなく患者自身への関心を示す．
③ **アイコンタクト，目や顔を見る，目線は同じ高さを保つ**
　相手に体を向ける．その際に体をリラックスさせる．
④ **患者の言うことを自分の言葉で反復する**
⑤ **聞き手が話しすぎて，説得になっていないか，ときどき振り返る**

---

## 1 感情の表出を促し，その内容について批判や解釈を与えることなく傾聴する

　傾聴とは，患者の声に静かに耳を傾け，患者の話すことを途中で遮らないようにすることである．また，患者が何を感じ，何を考え，自分自身や周囲の世界をどのようにみているのかに関心を注ぐことによって，先入観や自分の価値基準にとらわれずに，患者の言葉に積極的に耳を傾けることである．

　積極的傾聴には，莫大な集中力とエネルギーを要する．最初から結論をもっていると傾聴することができない．聴く側の主観や価値観を押し付けるような聞き方ではなく，相手の言葉に含まれているニュアンスを感じ取り，言葉の意味やその背景にある感情に関心をもちながら，注意深く熱心に聴くことが重要である．

　看護師が傾聴することにより，患者は自分の関心事を率直に話すことができるようになる．

## 2 患者に話をさせる

　医師は69％の患者に対し，症状や関心事についてのきっかけとなる発言を最後まで話させておらず，平均18秒で患者をさえぎっている[2]という報告もある．一方で，患

### 表 2-6 話しやすいように促す

- うなずく，間をおく，微笑む，「はい」や「もっと話してください」と言う
- 話している間はできるだけ目線を合わせる
- 非常に緊張した内容になったときには，ちょっと目をそらして話しやすいようにする
- 話の流れがわからなくなったら，素直に聞き返す
 「今，どのようなことをおっしゃったのですか？」

---

者主体の方法をコミュニケーションに含めたときに「患者満足度」が増すことが多くの研究からわかっている[3]．

### 1 患者の話を妨げない

　自分が聴きたいことと，相手が話したいことは違うかもしれない．聞き手が緊張すると，相手が何を体験しているかを理解することが難しくなるため，傾聴する間はリラックスするよう心がける．

　話し手が妨害されることなく最後まで話せるように，我慢強く聴くことも大切である．また，時期尚早な早いタイミングでのなぐさめは，患者の心配事に応えようとするときに生じやすい．「患者が十分に話していない」「十分に理解して話をしたと感じられない」など，医療者が患者の心配事を探索するための時間がないと感じていると，行ってしまいがちであるので気をつけたい．

### 2 話しやすいように促す

　相手に視線を向け，向かい合って，少し前かがみになり，看護師と患者の間に受容的な空間ができるような姿勢をとる．手を伸ばせば，相手に触れることが可能な距離を保つことが有効である．

　患者の話にうなずき，会話を促進する技術や，感情・思いを受け止める技術を用いながら，患者の話を聴く．その際に重要なことは，価値判断をしないことである．思いこみや自分の価値観が混ざっていないかを，客観的に意識するように常に心がける．

　話しやすいように促す際のポイントを**表 2-6**に示した．

### 3 短い沈黙に耐える

　沈黙は，敵意，無関心，愛情，同意，サポートなどさまざまな意味をもつ．心を集中し続け，何も話さないということ自体が，「聴いていますよ」という合図を送っていることになる．関心と期待が寄せられる沈黙は，患者に進んで話したいという気持ちを起こさせる．

　しかしながら，しばしば沈黙は患者を不快にさせる．日常生活では，沈黙はほぼネガティブな意味であることが多いが，医療上の沈黙は，必ずしもネガティブな意味をもつわけではない．患者が沈黙するのは，医療者からの質問に答えようとして考えていたり，心の整理をしたり，感情の嵐のなかで何も言えなくなっているためであることも多

**表 2-7　短い沈黙に耐える**

- 沈黙してしまった場合，すぐに沈黙を破ろうとせずに耐えてみる
- 沈黙を破らなければならない場合，患者の気持ちや考えに関心を向ける
「今，何を考えていらしたのですか？」
「黙ってしまわれたのはどうしてですか？」

く，安易に沈黙を破らないようにすることも重要である(**表 2-7**).

### 4 言いにくいことに耳を傾ける

　人は聞きたくないことや聞かれたくないことを話すときには，小さな声で言葉を埋もれさせてしまうことがある．そのようなときには，話を止めてそのことについて話し合うことが重要である．「お話ししにくいことですか？」というように声をかけてみることも有効である．

## 3 アイコンタクト，目や顔を見る，目線は同じ高さに保つ

　話をする際には，相手の目や顔を見て，目線は同じ高さに保つ．「目は口ほどに物を言う」といわれるように，目によるコミュニケーションは少なくない(**図 2-3**).

　高い位置からの(上からの)目線は，特にわが国では威圧と感じることが多く，注意が必要である．例えば，患者から不安を訴えられたとき，アイコンタクトをしたりうなずいたりしながら「そうですね」「不安ですね」と返事をすれば，それは共感的対応となり，患者は安心感を得る．しかし，アイコンタクトをせずに同じ返事をしてしまうと，患者の気持ちを逆なでしたり，隠しごとをしているのではないかと疑われることすらありうる．

## 4 患者の言うことを自分の言葉で反復する

　患者の話にうなずき，会話を促進する技術や，感情・思いを受け止める技術を用いながら，患者の話を聴く．
　「反復」+「ちょっと待つ」という技法そのものが，相手の苦しみを和らげ，軽くする[4]．

## 5 聞き手が話しすぎて，説得になっていないか，ときどき振り返る

　「あらねば」「すべき」という思考をやめる．はじめから「激励」「説得」「説明」を行うことは患者の感情を表出させるために，効果的ではないことを念頭においておく．

### 1 注意すべきブロッキング

　コミュニケーションを阻害するものとして，ブロッキングがある．ブロッキングは，患者が心配や困りごとを提案したときに生じる．医療者が勝手に解釈し，すぐに返答したり，患者の意図と違うことを質問したりすることである．
　例えば，転移が疑われる患者から，「どのくらい長い間，私が悩んでいたと思います

**図 2-3 目によるコミュニケーション**

話をする際には相手の目や顔を見る

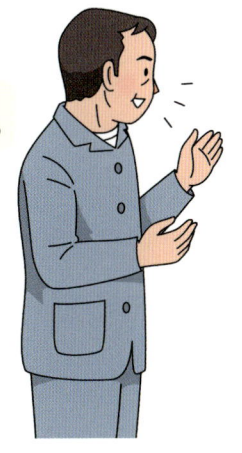

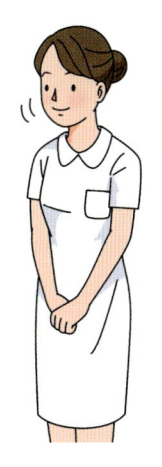

目線は同じ高さに保つ

か」と尋ねられた際に，医療者が「そのことについて心配しなくていい」と答えてしまったり，「ところで呼吸は苦しくないですか？」と別の質問をしてしまうようなことがある．こういったブロッキングは，患者の心配を引き出すことや探し出すことを難しくするため，注意を払わなければならない．

### 2 説得になっていないか

　説得は，患者が質問したり，話したりする機会を与えずに，オリエンテーションなどの決まり文句を言うときに起こる．説得している間は，患者はしばしば医療者が情報を提供するペースについていくことができず，理解することができないため，かえって能率が悪くなる．

　また，患者は特別な質問があってもなかなか聞くことができないため，医療者の提供する情報以外のことを取り入れることが難しくなってしまう．

---

**引用文献**

1) 栗原幸江：コミュニケーションの基本．門田和気，有賀悦子(編)：緩和医療の基本的知識と作法．pp.168-181, メジカルビュー社，2012.
2) Beckman HB, Frankel RM：The effect of physician behavior on the collection of data. Annals of Internal Medicine 101(5)：692-696, 1984.
3) ロバート C スミス(著)，山本和利(監訳)：エビデンスに基づいた患者中心の医療面接．p.8, 診断と治療社，2003.
4) 村田久行，長久栄子(編著)：シリーズ現象学看護1　せん妄．pp.13-30, 日本評論社，2014.

（關本 翌子）

# 5 応答するスキル

　まずは患者の言葉や気持ちを看護師がきちんとキャッチすること，返答する前に「投げかけられたことを受け取った」と患者に返すことが大切である．

　相手の言ったことや，雰囲気から感じられることなど，すべてから「私はあなたの話をこのように聞きました，感じました」と自分の言葉で表現する．

　応答するスキルのポイントを以下にまとめた．

---

- 「患者の複雑な感情」の理解
- 患者が言いたいことを探索し理解する，相槌を打つ
- 感情とその原因との関連性について患者に話す
- 会話の際には，専門的な用語の使用を控える
- 自分の家族を想像し，かみ砕いて，わかりやすく伝える
- 「ゆっくりと穏やかに」と心がける
- 患者の言いたいことを自分の言葉で言い換えるなどして，理解したことを伝える

---

## 1 理解を示し応答する姿勢をみせる

　がん患者は診断時，治療時，再発時，抗がん治療の中止，療養先の決定など，さまざまな出来事のなかで複雑な感情を抱いている．まさに感情の嵐のなかを，看護師は1つずつ確認しながら引き出していく．探索は共感において最も重要なスキルといえる．

　迷いながら患者が話すことについても，相槌を打ち，終始応答している姿勢をみせることにより，「わかってもらえる」という感覚を患者がもち，さらに話が深まっていく．

### 承認，理解を示す

　また，なぜその感情が沸き起こったのか，その原因となることは何なのかということを話すことにより，その状況ならそういう気持ちになって当然であるという理解を示すことで，患者が自分のなかで起こっていることを整理し，対処することにつながる．

　私たち医療者は，つい専門用語を使って説明しがちであるが，例えば自分の家族に説明するようなイメージで，わかりやすく伝えることが重要である．口調はゆっくりと穏やかに，急かさないことが大事である．

## 要約・言い換えを用いて，理解していることを示す

　機械的に，オウム返しのように言われたことを繰り返すのでは，相手に共感的に理解を示したことにはならない．患者は自分が言ったことを繰り返されるだけでは，理解してもらえているのか不安になる．患者の言葉を要約・言い換えすることで，患者は話に焦点が当てられ，より深い話をすることができるようになる．言い換えや要約などはすべて，患者の感情を受け入れ，反応する方法である．

　言い換えは具体的には，患者の言ったこと，質問したこと，要求してきたことをもう一度言い換える．患者の感情・思い・質問，表現された内容を患者に向け，何が話されたのかを明らかにすることを目的とする．

　要約とは，患者の考え，行動，感情に触れ，それを患者に伝え直す作業である．要約していくなかで，患者の言葉をいくつか引用することにより，患者が自分の経験を説明するために選んだ方法に敬意を払ったり，患者の状態をできる限り明確に理解することにつながる．

〔關本 翌子〕

# 6 共感するスキル

　「患者の身になって考える」といわれることがあるが，患者の痛みやつらさを本人と同じように感じることは現実には不可能である．しかし，努力することは可能である．共感は，相手の気持ちを察する，あるいは気持ちを汲み取って理解しようとするときに必要な能力であり，看護師が患者との関係性を築き，健康問題の解決に向けて互いの役割や目標を明確にし，協働していくことを可能にする．
　共感するスキルのポイントを以下にまとめた．

- 患者の気持ちを探索し，理解する
- 沈黙を積極的に使う
- 患者の言動を繰り返す

## 1 共感とは

　共感とは，人が人を理解しようとするときにキーとなる概念であり，重要なコミュニケーションスキルである．また，患者の隠された思考や感情のなかに入っていき，自分自身を見失わずに，相手の気持ちを自分自身のものとして受け取ることをいう．

### 1 共感のプロセス

　ズデラードは，「共感はプロセスとして示すことが可能である」として，そのプロセスを図 2-4 の①〜③の 3 つの段階に分けている[1]．

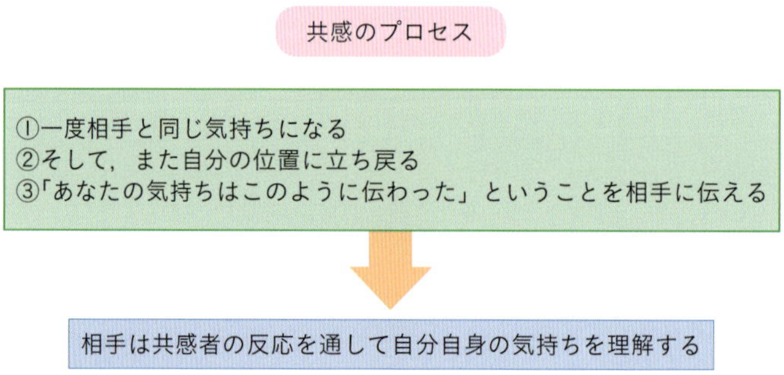

共感のプロセス

①一度相手と同じ気持ちになる
②そして，また自分の位置に立ち戻る
③「あなたの気持ちはこのように伝わった」ということを相手に伝える

↓

相手は共感者の反応を通して自分自身の気持ちを理解する

**図 2-4** ズデラードの共感のプロセス

### 2 援助的コミュニケーションとしての共感

共感とは，患者の気持ちを汲み，それを理解したことを言葉や態度で伝えることである．村田は，この共感を援助的コミュニケーションとして表2-8のように説明している[2]．

一度，相手の気持ちのなかに入っていき，同じ気持ちになることは大事である．しかし，そこで終わってしまったら，単なる同情になってしまう．われわれ看護師は専門職として，自分の立ち位置に戻り，「あなたの気持ちはこのように伝わった」ということを相手に伝える．患者は看護師の反応を通して自分の気持ちに気づく．これが共感のプロセスである．

## 2 促進の技法

共感は患者中心のスキルの核となるものである．

促進の技法は，オープンクエスチョンを行い患者の発言を促し，感情探索，感情操作というプロセスを踏んでいく（図2-5）[3]．促進の技法は，単独で使用されることを意図されていない．

### 表2-8 援助的コミュニケーションとしての共感

❶ 看護師が，相手（患者）のサインをメッセージとして受け取る，相手の不安や葛藤や怒りなどの感情を，あたかも自分自身のものであるかのように感じるようにする（判断・解釈することなく，あるがままに受け止め，患者の言葉に対して肯定するように接する）
❷ 受け取ったメッセージを言語化する
❸ 言語化したメッセージを相手に返す
❹ 相手の想いを明確化する
➡ やりとりのなかで患者は，満足・安心・信頼を抱き，自分の気持ちがわかってもらえたと感じる．

〔村田久行，長久栄子（編著）：シリーズ現象学看護 1 せん妄．pp.13-30，日本評論社，2014．より一部改変〕

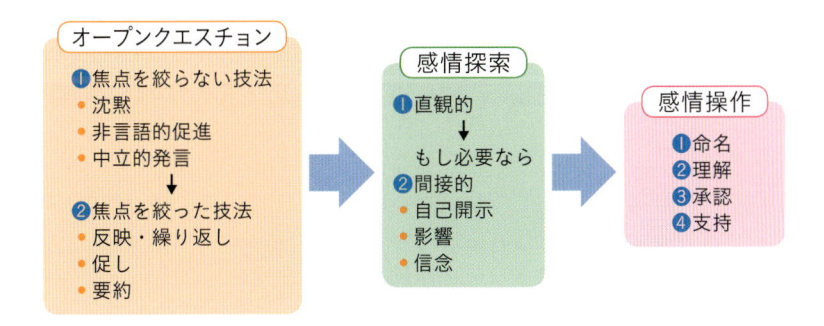

### 図2-5 促進の技法のダイナミックな使用

**オープンクエスチョン**
❶ 焦点を絞らない技法
・沈黙
・非言語的促進
・中立的発言
❷ 焦点を絞った技法
・反映・繰り返し
・促し
・要約

**感情探索**
❶ 直観的
↓
もし必要なら
❷ 間接的
・自己開示
・影響
・信念

**感情操作**
❶ 命名
❷ 理解
❸ 承認
❹ 支持

〔ロバートCスミス（著），山本和利（監訳）：エビデンスに基づいた患者中心の医療面接．p.30，診断と治療社，2003．より一部改変〕

オープンクエスチョン(開かれた質問)は自由に患者の心にあるものを表現することを奨励するために使用される．非言語的促進は患者に話させるように仕向ける．中立的発言により患者は話し続けるように促される．

反映(繰り返し)は，患者が言ったそのままのことを同じ言葉，同じフレーズを使って要約するものである．言葉やフレーズだけを繰り返すのに代わり，話を要約することで面接者はより広い範囲での話を繰り返すことになる．

身体的なものについてであろうと，個人的な問題についてであろうと，面接者が基本的なコミュニケーションスキルを使うことにより，患者に焦点を当てていくことになる．

開かれた促しは，"もっと話して"あるいは"続けて"といった一般的なものである．本書では"Tell me more"に該当する(詳細は第3章を参照→p.51)．

## おわりに

コミュニケーションは患者-看護師間における相互作用であるため，患者からの言動を理解するだけでなく，それを看護師がどのように受け止めて反応したかという自己の振り返りがきわめて重要である[4]．

自分自身がどのような感情をもち，何を考え，どう行動したか，ロールプレイでの振り返りが有効である(第5章参照→p.91)．

本章では，患者・家族が「この人になら話そう」と思える環境を設定すること，すべてのコミュニケーションは基本的なコミュニケーションスキルの習得から始まることを理解してもらいたい．

### 参考文献

1) Paterson JG, Zderad LT(著)，長谷川浩，川野雅資(訳)：ヒューマニスティックナーシング．医学書院，1983．
2) 村田久行，長久栄子(編著)：シリーズ現象学看護 1 せん妄．pp.13-30，日本評論社，2014．
3) ロバートCスミス(著)，山本和利(監訳)：エビデンスに基づいた患者中心の医療面接．p.30, 診断と治療社，2003．
4) 梅澤志乃：がん医療における患者-看護師間のコミュニケーション．がん看護19(4)：362-365，2014．

(關本 翌子)

# 第 3 章

# 感情表出を促進させるコミュニケーションスキル：NURSE

# 1 感情表出を促進させるコミュニケーションスキル

## 1 感情を表出しやすい状況を整える

基本的なコミュニケーションを通して，患者と医療者との関係性が良好になってきたら，ここからは，互いの関係性を深める技術を用いて，患者が医療者に感情を表出しやすい状況を整えていく．

### 1 患者の感情を導き出し共有する重要性

感情に言及することは最も強力な患者-医療者関係の構築につながり，最も効果的なコミュニケーションを作ることになる[1]．また，患者の感情を導き出し，その感情を医療者と共有することは，治療や療養など，患者が臨床において，さまざまな決断をするうえでも効果的に作用する．つまり患者にとって感情表出の促進は，単に医療者との関係性構築のためでなく，真のニーズを医療者に伝えること，その後の意思決定や自律性に大きく影響することなのである．

### 2 患者の感情表出を妨げる状況

このように患者の感情を導き出し共有することは，非常に重要である．しかし，実際の臨床場面を振り返ると，患者と医療者は，身体症状などのように明らかで目に見える事柄については，互いに質問しやすく，回答しやすいが，感情のように目に見えないことは，患者自身も進んで表出することが少なく，医療者も応答に苦慮することが多い．

#### 感情を導き出す技術の重要性

特に医療者が陥りやすい態度として，患者の感情に関する話題を回避する言動や，医療者が一方的に指導や説明を行うなどがある．

また，一見関係性が構築されているようにみえる，馴れ合いの会話や，安易な励ましの言動なども実は患者の感情を表出する際の妨げになっている場合もある．患者と医療者が時間をかけていろいろな話をしている場面でも，本当に患者が気持ちを吐露し，真の問題を医療者と共有できているケースは非常に少ないのではないだろうか．

患者の感情表出を促進するためには，医療者も意図的な態度や言動を学び，根拠に基づいて対応することが必要であり，これが効果的に働けば，患者は安心して感情を表出してもよいと感じられるようになるのである．

在院日数が短縮され，多くの臨床現場で，患者と医療者が共有できる時間が短くなる

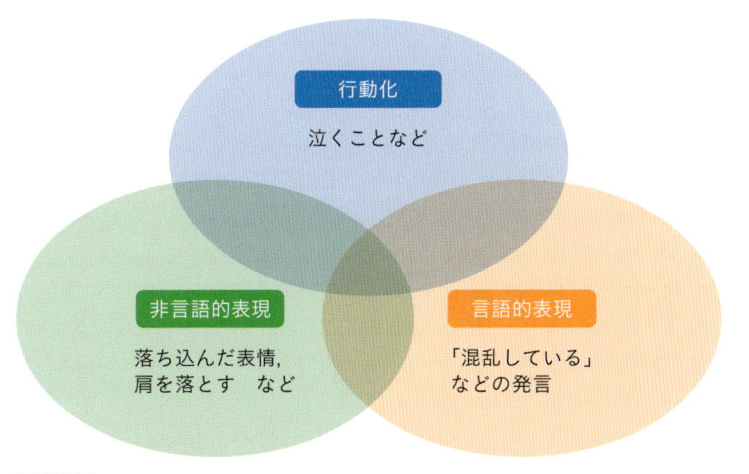

**図3-1** 感情を表現する3つの方法

（行動化：泣くことなど／非言語的表現：落ち込んだ表情，肩を落とす　など／言語的表現：「混乱している」などの発言）

なか，疾患や病状に伴う身体症状の観察や，治療や療養における指導・教育が優先され，患者の本当の感情や思いを確認し共有する機会が少なくなっている．また，患者の治療場所が外来であればさらに患者が医療者と接する機会は少なくなる．しかし，そのような状況だからこそ，医療者が患者の感情を導き出すための技術を身につけ，患者に接することは意義深いと考える．

## 3 患者の真のニーズを把握するために

感情は，行動化(泣くなど)，非言語的表現(落ち込んだ表情，肩を落とすなど)，言語的表現(「混乱している」などの発言)の3つの方法で表現され(図3-1)，基本的な感情として，「怒り」「喜び」「悲しみ」「恐れ」が一般的に同定されている[2]．医療者は，これらの知識をふまえ，患者の感情を言葉だけでなく表情や態度から読みとり，感情表出を促進するように働きかけ，関係構築を通して，患者の真のニーズを把握するよう心掛ける必要がある．

本章ではこれらをふまえ，患者の感情表出を導き関係性を構築するための効果的な態度として，「Ask-Tell-Ask」[3]，「Tell me more」[3]を紹介し，そのうえで感情操作の方法として「Respond to emotions with NURSE」について解説する．

### 引用文献

1) Holmes J：Attachment theory：a biological basis for psychotherapy? The British Journal of Psychiatry 163：430-438, 1993.
2) LeDoux J：The power of emotions. Conlan R(ed)：States of mind：new discoveries about how our brains make us who we are. pp.123-149, John Wiley & Sons, New York, 1999.
3) Back AL, Arnold RM, Baile WF, et al：Approaching difficult communication tasks in oncology. A Cancer Journal for Clinicians 55(3)：164-177, 2005.

（栗原 美穂）

# 2 Ask–Tell–Ask

## 1 患者がすでに知っていることを引き出す

　この原則は，患者が病気や治療などについて，これまでに受けた指導や必要な知識といった，すでに知っていることや，それらを患者自身の考えや意見として統合したすべてを基盤としている．

　医療者は，患者との関係性を築く方法や，患者のこれからのことについて話し合うこと，交渉するために患者が現在理解していることを聴きたいと思っていることを示す．

### 1 患者の理解を確認する

　がん患者は，医師からの説明をはじめ，さまざまな方法で自分の病気や治療，療養に関する知識を得る．そのなかで，医療者はまず，患者が知り得ている情報が最新で正確であるか，患者が自分の状況に必要な知識をもっているのか，医療者からの説明をどのように解釈しているのか，を確認する必要がある．次に，不足していることがあれば，医療者は正しい情報を伝えたり修正したりする．そして，医療者が伝えた情報を患者がどのように理解したかを確認する（図3-2）．

　この一連の作業は，患者が医療者から得た，自身の病気や治療，療養に関して得るべき知識や情報が患者自身に備わるまでの流れであり，医療者が必ず行うべきことである．

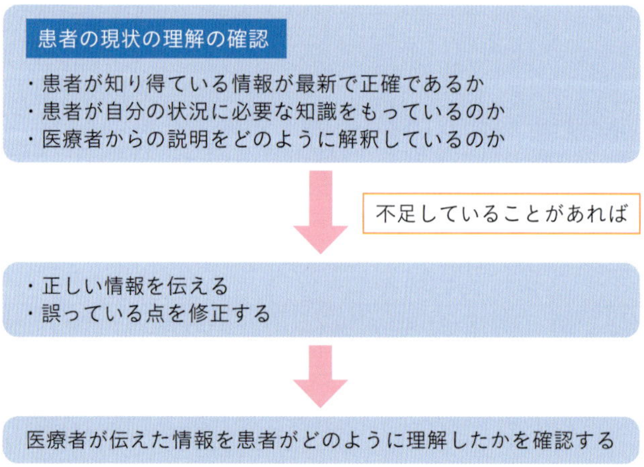

**患者の現状の理解の確認**
・患者が知り得ている情報が最新で正確であるか
・患者が自分の状況に必要な知識をもっているのか
・医療者からの説明をどのように解釈しているのか

↓ 不足していることがあれば

・正しい情報を伝える
・誤っている点を修正する

↓

医療者が伝えた情報を患者がどのように理解したかを確認する

**図 3-2** 患者に情報を正確に伝える流れ

**表 3-1** Ask-Tell-Ask

| Ask | 患者が病気や自らの問題について，最新の理解を説明するように促す |
|---|---|
| Tell | 医療者から説明や情報提供を行う |
| Ask | 患者がどのように解釈したか確認し，患者の理解度を把握する |

### 2 患者-医療者相互の信頼関係を築く

しかし，多忙な臨床現場において，多様なレディネスをもつ医療者が，患者に対して効率よく，かつ不足なくこれらの作業を行うのは困難であり，時に一方的な医療者からの指導や教育のみで，その後の確認をしない場合や，患者から情報を得るだけで，修正や情報提供をしないなど，相互のやりとりがなくなっていることがある．

「Ask-Tell-Ask」は，これらの流れをふまえ，患者が話しやすい状況のなかで，感情を表出できるように誘導するためのスキルであり，患者と医療者に相互の信頼関係が築かれ，その後の深い感情表出の場面でも，効果的なコミュニケーションにつながることを目的としている（**表 3-1**）．

## 2 感情を表出できるよう誘導するためのスキル：Ask-Tell-Ask

### 1 **Ask**-Tell-Ask

患者が病気や自らの問題について，最新の理解を説明するように促す．これは患者の知識レベル，感情の状態，および教育の程度を把握し，医療者がどのように返答するかを検討するのに役立つ．

いくつかの質問例を以下に挙げる．
- 「病気や治療，療養などについて，あなたが最近知った最新のことはありましたか」
- 「あなたにとって，本日最も重要な問題は何ですか」
- 「あなたと，同じ状況で考えたいので，あなたが理解している，病気の状況について話してもらえませんか」
- 「私たちが前回話し合ってから，あなたの病気について何人かの医師からどのような話を聞きましたか」

### 2 Ask-**Tell**-Ask

患者の病気や治療，療養に関する最新の理解や，困りごとを確認したら，次は医療者がそれに返答する．時には患者にとって悪い知らせや治療の選択肢に関する情報を提供する可能性もあるが，講義や詳細な統計などのように長時間話すのではなく，できるだけ短く，消化できる程度にする．また一度に 3 つ以上の情報を与えないことや，医療用語を避けることなども大事な配慮である．

## 3 Ask-Tell-Ask

　医療者からの説明や情報提供などが終了したら，それらについて患者が，どのように解釈したかを確認し，患者の理解度を把握する．この際，患者が繰り返し話す内容や，知っておくべきことだが患者の話には出てこない内容などを観察する．患者が事実を正面から受け止めたのか，適切に正しく理解したのか，何を話されたと認識しているのか，医療者からの情報提供は患者にどのような影響を与えたのかなどを判断することが重要である．それが，医療者からの修正や追加の情報提供につながり，患者と医療者の共有認識が強固なものになっていく．

〈栗原 美穂〉

# 3 Tell me more

## 1 患者が話しやすいように導くスキル

「Tell me more」は患者が話しやすいように導くスキルで,「もっと話して」「続けて」といった一般的なものである.声かけの一例を**表 3-2** に示す.

患者との会話が深くなってくると,時に会話が軌道から外れることがある.それが判明したときには,早めに軌道修正を行うことが大切で,患者の会話の核が,どこにあるのかを患者自身が説明できるように誘導する.

これは,会話のなかで患者の本当の問題に行きついてきたときや,言いにくい話題の場合に,核となる本題ではなく,その周辺の話題が中心になってしまうことがみられるからである.また核となる部分が自分でもわからずに,周辺の話題を繰り返すこともある.いずれにしても,患者の抱える本当の問題に近づいている場合,患者自身が核となる部分に自ら行きつくことが必要である.そこで,「Tell me more」を活用し,会話に存在する患者の状況理解に関する3つの段階(**表 3-3**)で,患者が話しやすいように導くことができる[1].

**表 3-2** 「Tell me more」の声かけの一例

- あなたが今必要としていることについてもっと話していただけますか？
- あなたがどのように感じているか話していただけますか？

**表 3-3** 患者の状況理解に関する3つの段階

| | |
|---|---|
| 第1段階 | **何が起こっているのか**<br>患者が自分自身に何が起こっているのかについての情報を理解しようとしている段階 |
| 第2段階 | **起こっていることについて自分がどう思っているのか**<br>患者が自分自身に起こっていることを理解しようとし,医療者に伝えるために,自分がこれについてどう感じているかを考え,表現しようとしている段階 |
| 第3段階 | **これは自分にとって何を意味するのか**<br>自分に起こっている出来事が,自分にとって何を意味するのか |

## 1 第1段階「何が起こっているのか」

　患者が自分自身に何が起こっているかについての情報を理解しようとしている段階である．会話のなかでは，「この時点で必要な情報は何ですか」など，患者が，今最も困難なことや，解決したいことなどについて，整理し解釈するための問いかけを行う．

　例えば，患者は，自分の病気の進行についての苦悩のなかで残される家族を心配しているのだが，会話のなかでは，他の患者の話や家族の説明，身体症状などの目に見える内容や，本当に話したいことではないことを取り留めもなく話す場合がある．そのようなとき，「あなたが今一番気になっていることは何ですか」「今一番気になっていることに関して知りたいことは何ですか」などと尋ねて話を整理することは，患者自身が本当の感情に近づき，自分の言葉で表現することの手助けになる．

## 2 第2段階「起こっていることについて自分がどう思っているのか」

　患者が自分自身に起こっていることを理解しようとし，医療者に伝えるために，自分がこれについてどう感じているかを考え，表現しようとしている段階である．問いかけとしては，「私たちが議論してきたことについて，あなたが何を感じているか教えてもらえますか？」などが挙げられる．例えば，第1段階で患者が，「自分の病状が進行し，このままだと家族が残される」と答えたとして，「そのことに対してあなたはどのように思っているのですか」などと問いかけてみる．それによって，患者は，不安や心配，悲しみ，怒りなどの感情を抱いているのかを自ら表現することになる．これによって，患者に起こっている状況を整理し，患者がどのような感情を抱いているのかが医療者に伝わるとともに，患者自身が自分の感情に気づくことになる．

## 3 第3段階「これは自分にとって何を意味するのか」

　この段階では，自分に起こっている出来事が，自分にとって何を意味するのかといった，非常に個別的な感情に入る．

　第2段階までで，患者は「病状の進行により，今後残される家族のことが心配」と回答したとする．「それはあなたにとってどのような意味をもちますか」と医療者が問いかける．このような事例では，患者は家族のことだけに焦点を当て，医療者も同様に家族の状況だけを確認したり助言したりする場面が多くみられる．しかし，ここで焦点を当てるべきは患者自身の感情であるため，家族に関する言及だけに終わらず，患者自身の気持ちを引き出すためにもこの問いかけは重要である．ここで表出される患者の思いは，今の患者の真のニーズに直結するため非常に重要である．

---

**引用文献**

1) Stone D, Patton B, Heen S：Difficult Conversations; How to Discuss What Matters Most. pp.7-8, Viking, New York, 2000.

---

（栗原 美穂）

# 4 Respond to emotions with NURSE

## 1 Respond to emotion

「Respond to emotion」は，感情操作の方法で，感情への対応を意味する．

### 1 患者が最も重要視している点を理解する

患者との会話を続けるなかで，患者が最も重要視している点を理解することは，患者の思考や感情を発見することにつながるため重要である．患者から発せられる言葉や言動に対し，簡単に安心を与えたり，反論したり，合意するのではなく，まずは独断せずに受け入れ，患者が自分の見解や感情を保持することが，医療者との関係において重要であることを認識する必要がある．

### 2 患者の発言を「受け入れる」重要性

ここで注意したいのは，医療者が患者の言葉や言動をそのまま「受け入れる」ことは，その考えに医療者が「合意」しているからではないということである．

例えば，治癒を目的とする治療の適応がなくなった患者との会話のなかで，患者が「がん治療を望んでいる」言動をした場合，医師は「そうなのですね」「そういう考えをおもちなのですね」と受け入れる反応をしても，それは患者が望む治療について合意しているわけではない．つまり，一度受け入れる態度を示すことは，たとえ話の内容が現実と乖離している解釈であっても，そのことに即座に反論や否定をするのではなく，まずは患者の発言を聴くということであり，それは医療者側が同じ見解や合意を示すことではないということである．

もう1つの側面として，ここには即座に反論や否定をしたのでは，決して表出されることのない，患者の真の思い，理解はしているが納得ができないことへの苦悩，藁にもすがる思いでいること，真の願いなど，患者が本当に対峙すべき思いが存在する可能性がある．これらを患者が十分に表出し，医療者と共有することで，本当の深い対話になっていく．また，この段階を良好にしていくためには，ここに至るまでに患者・医療者の信頼関係が構築されていることが重要である．

# 2 NURSE

患者の感情がひとたび表出された場合，それを処理したり操作するのが，感情操作の技法であり，患者・医療者間の良好な関係を作ったり患者中心の面接であるために重要なものである[1]．ここにNURSE[2]の技法を紹介する．

## 1 N (Naming)

感情への命名・ラベリングのことである．この技法は同定された感情に名前を付けることである．

### 感情に名前を付ける方法

患者から感情が表出され，医療者はそれに同調しているということを表明する方法として，感情に名前を付ける方法である．例えば，「あなたはがんに罹患しているかもしれないことを心配しているように聞こえます」．これは，患者の感情に対応するために，命名を通して，要約，受け入れを表明している．医療者は患者に関心をもち，発せられている言葉から，非言語的な手がかりをつかむ必要がある．

### 医療者自身の気持ちの表明や示唆を入れない

命名を使用する際，医療者自身の気持ちの表明や示唆はあまり入れないことが重要である．例えば，「あなたが怒りを感じていることを，私は疑問に思う」や「私はあなたがこのことについて怒っているように見えます」ではなく，「この状況では一部の人々は，怒るでしょう」のように表現することが望ましい．なぜなら，自分の感情を他人に表現されることは多くの人は好まないからである．Naming（命名）の声かけの例文を**表3-4**にまとめた．

### 命名のもたらす効果

この命名は，医療者が患者の言うことをよく聴いており，感情を適切に認識したというメッセージを送ることになる．また，患者に医療者が感じた命名を表明することで，患者は改めて自分の感情を客観的にとらえ，自分の感情に気づくようになる．怒りを感じていた自分を，改めて医療者から表現されることで，「怒りではなく悲しみなのでは

**表3-4 Naming（命名）の声かけの一例**

- これからのことが心配なのですね
- あなたはがんが再発するのではないかと，心配されているのですね
- それは本当に寂しいことですね
- つらいのですね

ないか」など，患者が自分自身に向き合うことにつながる．

　感情に対処するために面接者は，命名することによって，言葉で表現して患者の感情を受け止めていること，それを理解していること，患者の苦境(あるいは喜び)に敬意をもっていること，患者を助けるためにできることは何でもする用意があることを患者に伝える．

## 2 U (Understanding)

　患者が話す感情的な反応について，医療者が，そのことは理解できると表明するものである．これによって患者の感情は正当化され，受け入れられ，妥当なものとされる．患者の苦境や感情を理解することは，相互の関係構築において，重要な前提条件となる．

### 理解と正当化

　これは患者の感情に関する反応について医療者が理解を示す技法であるが，医療者が返答する表現は，偽りのないものであることが必要であり，時期尚早の安心感を与えるような発言や，簡単に共感するような返答をするのは適切ではない．医療者自らが，納得しその感情を理解できるまで，患者の話に対し，探索的な確認や，積極的な傾聴，沈黙を駆使して，患者の真意が表出されるまで，よく聴くことが重要である．

### 自分の解釈と理解を言葉にする

　このような経過で，患者の話に理解を示す準備ができたら，「私は，あなたが，○○についての心配をされているのだと理解しました」というように，自分の解釈とそれに対する自分自身の理解について言葉にする．これによって，患者の感情は医療者によって検証される．ここで患者は，自分の感情は妥当なもので，医療者に理解されたと認識するとともに，さらに深い感情や相談をしてもよいのだと認識するようになり，双方の関係性が深まっていく．

　Understanding(理解)の声かけの一例を**表 3-5** に示す．

**表 3-5** Understanding(理解)の声かけの一例

- そんなことが起こったら私もそう思います．もちろんあなたがそうなった理由も理解できます
- そのような状況におかれたら，みなさんそうおっしゃいますよ
- 私は，そのようなことがあったことはありませんが，あなたはどんなに傷ついたことかと思います
- あなたが寂しいのも当然のことだと思います
- いろんなことで悩まれていたのですね

### 自身の経験に照らし合わせる

　患者の感情に理解の技法を用いる場合には，患者の話をよく聴くことに加え，その感情の原因となった特定の出来事についての経験を十分にもっていることが望ましい．
　「私も同じような経験をしたときにあなたのように悔しいと感じたことがあります」と言われれば，患者は医療者に本当にわかってもらえたと感じるだろう．
　とはいえ実際にわれわれは，患者と似たような状況下で同様の経験を積んでいるわけではない．その場合には，「私はあなたのような経験をしたことはありませんが，あなたがどんなに傷ついたことかと思います」のように，患者の経験からその感情を想像し理解を示すことはできる．
　また逆説的に，「私はそれがどのようなものであるかを想像することはできません」という表現も有効である．

### 医療者の表明する「理解」

　自分の想像や，目に見えないことに対して，自分の意見を表明することが患者にとってよいことではないと考えている医療者は多いのではないだろうか．臨床の場では，常に根拠や可視化を求められ，患者への発言にも注意を要することが多い．しかし，この「Understanding」では，患者の理解度の状況などを確認し正しい知識をもっていることを前提に，患者が自身に起こっていることを繰り返し確認することで明確化したうえで，表出した感情に対する医療者の理解であるため，言葉だけのものではないことに注目してほしい．つまりここまでの過程で抽出された患者の感情が，医療者の表明する「理解」の言動を裏付ける根拠になりうるのではないだろうか．

## 3　R（Respecting）

　患者の感情を尊敬することは共感を示すための重要なステップでもある．しかしRespecting（尊敬・称賛）は，NURSE のなかでも最も難しく，意識しないとできない技法である．

### 言語的尊敬の表現の重要性

　医療者の多くは，患者とのかかわりのなかで，うなずきやボディータッチ，表情などの非言語的行動で尊敬の念をもってふるまっており，あらためて尊敬や称賛を口頭で表すことは，「言わずもがな」の考えから，必要と感じていない場合や，医療者自身が自分の感情を表出することへの抵抗感などを抱いているケースが多い．しかし，口頭で表明しなくても患者が十分に医療者の思いを感じとっており，共感を得られ，信頼関係が構築され，継続して感情を表出しようと思えるであろうか．
　尊敬や称賛において，医療者が口頭で表明することは，患者が表出した感情が，許容可能なだけでなく非常に重要であることを認識していると示すことになる．非言語的な対応も患者の感情を許容することは伝えられるが，はたしてそのことがとても重要であると判断していることまで伝えられるだろうか．

表 3-6 Respecting（尊敬・賞賛）の声かけの一例

- よく家で頑張りましたね．頭の下がる思いです
- あなたがお子さんによいケアをし続けたことに，とても感動しました
- あなたが，頑張って闘い続けていることは素晴らしいことだと思います
- 今はとてもつらいときを過ごしていることがわかりますよ
- そんなふうに思われるなんて，すごいですね

言語的尊敬の表現は患者にとって，出来事がどんなに困難であったかを示したり，「いろいろなことがあって本当に大変だったのですね」と患者の努力を称賛したりすることである．例えば，「あなたが頑張って闘い続けていることは素晴らしいことだと思います」など，患者の努力や対処能力を称賛することは，敬意を示すための効果的な方法であり，その力を強化することにもつながる．Respecting（尊敬・賞賛）の声かけの一例を表3-6に示す．

## 言葉の乱用は逆効果

このように尊敬・称賛は患者・医療者間の関係性を構築するうえで重要な要素になる．しかし，やみくもに言葉だけを乱用することは逆効果である．あくまでも医療者自身が患者との深い会話のなかから，患者の行動や対処を真に尊敬できると感じた場合に使うべきである．患者との会話を進める際に，医療者は患者の言葉に耳を傾けると同時に，自分自身の感情にも意識を向けてほしい．

目の前の患者に対し，その人を人格や背景ごと尊敬できると感じること，またその際に自分はこの患者にどのような尊敬の念を感じているかを言葉で想像してほしい．「こんなに努力しているなんて素晴らしい」「簡単にはこんなふうにできないだろうな」．このように医療者自身が感じる強い感情は，患者にとって一番適した，一番強い尊敬・称賛のメッセージになる．

## 4 S（Supporting）

この技法では，医療者が，患者に起こっているさまざまな懸念を明らかにし，その状況についての理解を示すとともに，支援するための意欲と，患者・医療者がともに協力して問題に向かおうと思っていることを表明する．またこの技法は，これまでの患者の努力や対処を医療者が全面的に認めるという点でも非常に重要である．

## できる限りの支援を表明する

状態が悪くなってきた患者の多くは，医療者から見放されることを恐れる．その場合，できる限りの支援をすることや，患者のそばにいるということを表明することは効果的である．例えば，「私はあなたのそばにいて，できる限りの方法で援助します」「私と一緒になってこの行き詰まりを打開しましょう」のように使われる．Supporting（支持）の声かけの一例を表3-7に示す．

**表 3-7** Supporting（支持）の声かけの一例

- 私はあなたのそばにいて，できる限りの方法で援助します
- 私はあなたが病気と闘っている間，何が起こるかにかかわらずあなたのそばにいますよ
- みんなで一緒に考えますよ
- いつでもお話を聴きますよ

## 伝えるタイミングの注意点

　この技法で陥りやすいことがある．臨床の場面で，「いつでも力になるので声をかけてくださいね」といって患者のもとを離れるなど，「しめの言葉」として使用されることがある．特に医療者は患者の感情が表出され，このあと自分に対処できないことを言われるのではないかと恐れたり，沈黙している患者と同じ空間にいることに耐えられなかったり，長い時間がかかりそうだという煩わしさなどから，この言葉を使って，患者のもとを去る場合がある．

　これは，患者にとってみれば，感情を表出し，信頼できる医療者に深い気持ちを語ろうとしているときに，一気に扉を閉められた状況につながる感じがするものである．本当に患者の感情に対するこちらの意思が表明できたのかを十分に吟味して使用すべき技法である．

## 5 E（Exploring）

　これは，Tell me more と同じ"探索"の技法だが原理が異なる．Tell me more は，患者に起こっている状況を整理し，それが患者にとってどのような意味をもつのかを明確にしていくときに活用する技法だが，探索は，患者の懸念などが焦点化され，さらに複雑で深い段階や因果関係を紐解いていく場合に使用する技法である．

　患者は最初に自分の感情について，手がかりを示すだけである．この会話のなかで患者の言葉に焦点を当て，興味を示すことで，巧妙に対応していくと，患者は真の感情や懸念について示すようになり[3] 医療者との共感的な関係を深めることにつながる．

　Exploring（探索）の声かけの一例を**表 3-8** に示す．

## 患者がどのような特定の感情をもったかに着目する

　探索について，患者に問いかけるなかで注意したいのは，「それであなたはどのように感じましたか」というように問いかけることが大切であり，「○○のように感じたのですか」など医療者の憶測の感情を当てはめるのではなく，患者がどのような特定の感情をもったのかという点に着目することである．これらは，患者の発する言葉だけでなく，座り直しや目線などの非言語的なもののなかから感情の変化を察知し，今の感情を問いかけるものである．また，普通なら当然感情を表現するであろう「配偶者の死」などの際に，患者が何も反応していない場合にも，医療者は今の感情について質問する必

**表 3-8 Exploring（探索）の声かけの一例**

- 今どのようなお気持ちですか？
- もっと詳しく教えていただけますか？
- どのような意味でおっしゃいましたか？
- 今，何を考えていたんですか？
- 心配していらっしゃることをお話しいただけますか？

要がある．

　このような意図的な感情表出の誘導には，多くの人が反応する．しかしなかには，感情を察知できず，身体がどのように感じるか（「胃がおかしい」など）で反応する患者もいる．そのようなときには，「個人的にどのような感情をもっていますか」などと質問することで，これを避ける．

## 間接的な探索の技法

　患者がすでに感情を表現し，その特性がはっきりしているとき（例えば，配偶者を亡くして泣いている）は，感情について特に探索すべきではなく，「とても悲しそうですね．あなたにとってそれがどれほどのことなのか，もっと話してくれませんか」などと問いかけ，感情の表出を促進することが望ましい．

　感情表現は必ずしも前述までの直接的な探索により引き出されるとは限らない．寡黙な患者の感情を引き出したり，すでに表現された感情をさらに促したり，発展させたりするためには，間接的な探索の技法を用いるとよい．例えば，患者の話から医療者自身の自己開示により「私もかつて同じような経験をしてとても混乱しました」などと表明する．ここでは，「怒り」や「落ち込み」などの表現よりも，「混乱」「不幸」「失意」など中立的な言葉で表現するほうがよい．これによって，患者自身が医療者の感情に牽引されたり，医療者に同情したりするのではなく，自身の感情に目を向けるきっかけとなる．

　また，感情だけに着目するのではなく，質問のなかで，今の話題に関連する他の状況がどのように患者に影響を及ぼしたか，例えば「奥さんの死は，あなたの生活にどのような影響を与えましたか」と探索することや，「奥さんの死は娘さんにどのように影響を与えましたか」などの問いは患者にとって，具体的な状況を想起させ，感情表現を促したり強化したりすることにつながる．

　さらに，患者は，何が問題を引き起こしたと思っているか，あるいは問題の機序は何だと思っているか，例えば「がんはなぜさらに悪くなったと思いますか」と探索することもまた感情表現を引き出すことができる．

## 患者中心の面接

　このように探索の方法はさまざまであるが，患者中心の面接においては，患者自身によって提示された材料によって，話題を進めていくのが基本である．

医療者は患者との会話から，まだ話題に上がっていない内容に焦点を当てるべきではないかと考えることもある．しかし患者から表出されていないことについてこちらから確認や提示をすることは，患者中心ではないため避けるべきである．また感情の話題に入ってきている段階で，すでに話された身体的な会話に転換することも望ましくない．これらは患者が，言い出しにくい感情に向き合う作業をしていることに対し，それを中断させる行為につながる．

　一方で，一度話題に上がった感情に関する重要な話題が，他の話題で流れてしまった場合，それが患者の感情表出につながる内容であれば，医療者は，意図的に「先ほど死について，お話されていましたよね．もう少し聞かせていただけますか」というように話題をもとに戻すことは可能である．

### 引用文献

1) Platt FW, Gaspar DL, Coulehan JL, et al："Tell me about yourself"：the patient-centered interview. Annals of Internal Medicine 134(11)：1079-1085, 2001.
2) Smith RC：Patient-centered interviewing：an evidence-based method. pp.21-24, Lippincott Williams & Wilkins, Philadelphia, 2002.
3) Suchman AL, Markakis K, Beckman HB, et al：A model of empathic communication in the medical interview. JAMA 277(8)：678-682, 1997.

（栗原　美穂）

# 第 4 章

## NURSEを用いた
## がん患者との
## コミュニケーションの実際

# 1 告知の場面（外来）

## 告知後の患者の精神状態

　現在，がんの告知のほとんどが外来で行われている．告知後の不安定な時期に患者はさまざまな治療選択を迫られる．また，告知と治療選択が同日に行われることも少なくない．患者は多様な治療から自分自身に合った治療を選択しなければならない．
　そのため看護師は，患者の告知後の精神状態を把握し，治療選択ができる精神状態なのかを的確にアセスメントし支援していくことが必要である．

### 告知後の心理反応

　告知後の心理反応は第1〜3相に分類されている（図4-1）．第1相は初期反応とされ，告知後2〜3日にみられる反応であり，ショック・否認・絶望の時期とされている．第2相は精神不安の反応とされ，告知後1〜2週間にみられる反応であり，不安・抑うつ・食欲不振・不眠・集中力の低下などがみられる時期とされている．第3相は適応の時期といわれ，告知後2週間以降の反応であり，新しい情報への適応・現実問題への直面，楽観的見方などができる時期とされている．
　このことをふまえ，告知と同日に治療選択が困難な場合，精神状態が落ち着いた時期を見計らって再度説明の場を設けるなどの環境調整も必要になってくる．
　さらに，他院から紹介で受診する患者の場合，前医で病名告知を受けて紹介されてくる場合も多いため，前医での病名告知がいつなされたのか把握し，コミュニケーションをはかっていく必要がある．また，病名をどのように聞いていて，どのように理解しているのかなど，受け止め方やとらえ方も把握しておく必要がある．

| 第1相：初期反応 | 第2相：精神不安の反応 | 第3相：適応の時期 |
| --- | --- | --- |
| 告知後2〜3日 | 告知後1〜2週間 | 告知後2週間以降 |
| ショック・否認・絶望 | 不安・抑うつ・食欲不振・不眠・集中力の低下 | 新しい情報への適応・現実問題への直面・楽観的見方などができる |

図4-1 告知後の心理反応

## 告知後の適応障害から大うつ病への移行

がん告知後に適応障害から大うつ病に移行する患者もいるため，告知後2週間経っても適応が困難な状態が続く患者や，2週間経過していなくても日常生活に困難をきたしている患者に関しては，早期に精神腫瘍科の受診の調整を行うなどの対応が必要である．客観的指標としてPHQ-9などの大うつ病の簡易スクリーニングを用いたりすることも有用である[1]．

> **患者紹介**
>
> Aさん，30歳代前半の女性
> 夫と生後2か月になる女児と3人暮らし．2か月前に第1子を出産．授乳中，左乳房からの母乳の出が悪いことに気づき，手で触るとしこりがあり近くの乳腺クリニックを受診した．

## 経過

乳腺超音波検査と細胞診を施行し，左乳がんの診断を1週間前に別の病院で受けていた．当院での検査の結果，左乳房A領域に7×7cmの腫瘤を認めた．組織診の結果，浸潤性乳管がん，ER(+)，PgR(−)，HER2(2+)，FISH(−)，Ki67(50%)であった．腋窩リンパ節転移，遠隔転移はみられなかった．腫瘍径が大きいため，術前化学療法の方針が病名告知と同時に医師から提示された．

# 実際の場面①

Aさんは1週間前に前医からの告知も受けており，現在のAさんの心理的反応の時期は第2〜3相の時期と考えられた．しかし今回，組織検査や全身検査の結果などの新たな情報もあり注意深く対応していく必要があると思われた．

看護師は診察に同席し患者の反応を観察した．医師の説明の間，気丈に振る舞っていたが，徐々に涙目になっていた．診察が終わり，付き添ってきた夫とともに診察室を出ると，人目を避けるように柱の陰に立ち止まり涙を流していたためその場で声をかけた．

## よくある対応例

| | |
|---|---|
| 看護師 | Aさん，病気の結果を聞いていかがですか？ |
| Aさん | やっぱりそうなんだなって…． |
| 看護師 | 乳がんと診断されてショックだったのですね． |
| Aさん | 前の病院でも乳がんとは言われていましたが，やっぱりショックで． |
| 看護師 | 先生から治療方針が説明されましたが，覚えていますか？ |
| Aさん | あまり思い出せません． |

### 改善のポイント

　看護師とAさんの会話の場面をみると，看護師は診察室から出たところで人目を避けながら柱の陰に立ち止まったまま泣いているAさんに対し，環境の配慮もなく話を継続している．前医から告知をされているが，腫瘍径が大きく術前化学療法の方針の提示もされていてさらに衝撃を受けている状態である．そのため，Aさんが落ち着く環境のなかで気持ちを整理できるように，静かで落ち着いた場所を設定し，Aさんが思いを吐露できるように環境調整が必要である．

## NURSEを用いたコミュニケーションスキルを使って対応した例

| | |
|---|---|
| 看護師 | Aさん，お部屋を準備しますので落ち着くまで少し休んでいかれてはいかがですか？ |
| Aさん | こんなに泣いてしまって恥ずかしいです．涙がおさまるまで少し休んでいってもいいでしょうか？ |
| 看護師 | **がんの告知を受けて泣かない人はいませんよ(U：理解)**．お部屋に案内しますので**私でよければお話を聞かせてください(S：支持)**． |
| Aさん | ありがとうございます．泣くのを堪えるのに必死で，あまり先生の説明も頭に入ってこなかったので，お願いします． |

### 解説①

　がんと診断されAさんはショックを受けており，急性の身体症状が現れることもあるため，まずはAさんの安全を保障し，落ち着いた環境のなかで冷静な判断ができるように環境を調整する．看護師は，「**がんの告知を受けて泣かない人はいませんよ(U：理解)**」と共感的理解を示し，「お部屋に案内しますので**私でよければお話を聞かせてください(S：支持)**」と寄り添い，話を聴く態勢にあること，Aさんを援助していくということを伝えている．

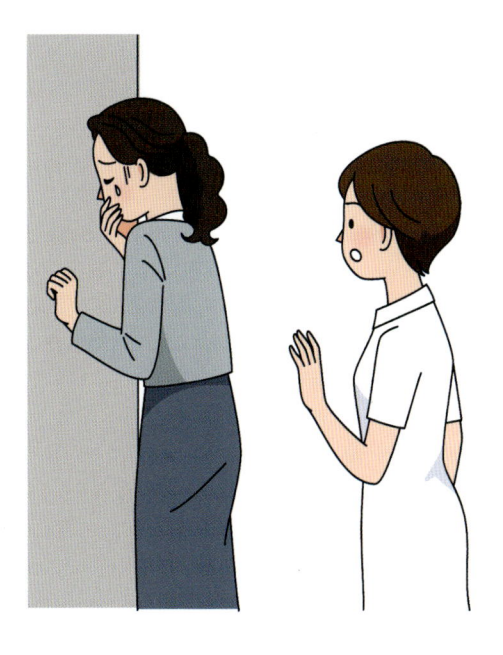

## 場面②

| | |
|---|---|
| 看護師 | 病気のことを聞いていかがでしたか？ |
| Aさん | 1年前の検査では何でもなかったのに，こんなに大きなしこりになっていて，ショックです． |
| 看護師 | 検査をしていたのに，しこりが大きくなって見つかったことにショックを受けられているのですね(N：命名)．育児も大変な時期ですし，特に心配事はありますか？(E：探索) |
| Aさん | ただただ長生きして子どもの10年後，20年後の姿を見ていたいんです． |
| 看護師 | お子さんの成長を見守っていきたいという思いはお母さんとして，とても素晴らしいことだと思います(R：承認)． |

## 解説②

　**乳がんの診断をされてショックであることを命名(N)し**共感．Aさんの育児が大変な時期であるため困っていることがないか，**不安なことがないかオープンクエスチョンで探索(E)した**．

　がんにより子どもの成長を見守っていけないのではないかと死の恐怖を口にしていたため，**看護師はがんの告知を受け死の恐怖と闘いながらも子どもの成長を一番に考えるAさんに対し承認(R)を示した**．

## 場面③

| | |
|---|---|
| Aさん | 母乳をあげていて子どもにがんがうつったりしませんか？ |
| 看護師 | お子さんに母乳を通じてがんがうつってしまうことを心配されているのですね**(N：命名)**．母乳を通じて子どもにがんがうつることはないので心配いりません．気になるようなら左乳房からの授乳は避けてもよいですよ． |
| Aさん | そうなのですね．安心しました． |
| 看護師 | 医師から手術前に抗がん剤治療をすると説明がありましたが，そのことについてはどのように思われていますか？**(E：探索)** |

### 解説③

Aさんは母乳育児への不安があり，母乳を通じて自分のがんが子どもにうつってしまうのではないかとの懸念があった．

そのため看護師は**命名(N)**を用いながらAさんの思いをさらに**探索(E)**していく．

## 場面④

| | |
|---|---|
| Aさん | 抗がん剤治療をするなら，母乳もあげられなくなってしまいますね． |
| 看護師 | 抗がん剤治療をすることで母乳があげられなくなってしまうことを心配されているのですね**(N：命名とU：理解)**．人工乳もありますが，抗がん剤治療開始前に搾乳し母乳を冷凍保存することなどで工夫することもできます． |
| Aさん | 抗がん剤治療であげられなくなるため，今，目一杯母乳を飲ませてあげたいと思います． |
| 看護師 | お母さんとして，今母乳を目一杯飲ませてあげたいと思っていられることは素晴らしいことだと思います**(R：承認)**．今後とも不安なことなどあれば看護師に声をかけてください**(S：支持)**． |

### 解説④

当初Aさんは「泣くのを堪えるのに必死であまり先生の説明も頭に入ってこなかった」と話していたが，術前化学療法が医師から提示されたことも理解できており，抗がん剤治療が子どもに及ぼす影響も考えていた．

また，抗がん剤治療を行えば母乳があげられなくなることで母親としての役割が果たせなくなってしまうのではないかとの懸念があったと考えられる．そのなかでも今の

Aさんができること「母乳を目一杯子どもに飲ませてあげる」とのAさんの姿勢を承認(R)し，前向きに治療に向き合っていけるように，看護師は今後も寄り添いながら支援していくことを約束した(S：支持)．

> **ポイント**
>
> 紹介した事例のように，がん告知と同時期に治療選択をしなければならないことが多いため，患者の精神状態の把握が最も大切である．看護師は患者に対し共感的姿勢を示しながらも，そのなかでNURSEという技法を用い告知後の反応や患者の病気のとらえ方を理解し，治療選択ができるよう意思決定支援をしていく必要がある．

## 文献

### 引用文献
1) 村松公美子，上島国利：プライマリ・ケア診療とうつ病スクリーニング評価ツール：Patient Health Questionnaire-9日本語版「こころとからだの質問票」について．診断と治療 97：1465-1473, 2009.

### 参考文献
1) Holland JC(編)，河野博臣ほか(監訳)：サイコオンコロジー：がん患者のための総合医療 第2巻．p.259, メディサイエンス社, 1993.
2) 阿部恭子，矢形 寛(編)：がん看護セレクション 乳がん患者ケア．pp.208-211, 学研, 2012.

（源 典子）

# 2 治療決定の場面

## 集学的治療における意志決定支援

　現在のがん治療は集学的治療がスタンダードとなり，外科治療，内科治療など治療内容も多様化している．そのため診断を受けてから繰り返し治療を受ける患者も多く，治療説明のあり方も変化している．インターネットの普及により，患者・家族が病気や治療に関する多くの情報を簡単に収集できるようになり，医師に判断をすべて委ねるような「おまかせ医療」ではなく，「患者自らが選択する医療」へと変化しているともいえる．

　このような状況のなかで，患者の意思決定を支える看護師の役割は大きい．患者・家族が治療によるメリット・デメリットを十分理解して治療選択がなされるよう，支援する必要がある．

　本項では，患者・家族の「本心」にフォーカスし，コミュニケーションスキルNURSE を用いて，治療選択の支援を実施したケースを検討していく．

### 患者紹介

Bさん，70歳代の男性
他院で大腸がんと診断を受けた．
　一時的人工肛門造設後に抗がん剤治療を実施していたが，治療効果が乏しく，セカンドオピニオンのため受診した．その後，他剤の抗がん剤治療を開始し，腫瘍縮小効果があった．
　しかし，局所の出血や骨髄抑制による感染を繰り返し，たび重なる抗がん剤治療の中断と局所の炎症，出血コントロールが不良なこともあり，外科治療の適応を判断するため精査目的で入院となった．

### 経過

　入院時よりBさんの表情は硬く，言葉数も少ない状況であり，キーパーソンとなる妻が看護師との会話をとりもつ場面も多くみられた．入院中にも発熱や出血がみられ身体的苦痛も大きく，精神的に苛立つ様子もあり，治療への不満や「検査はもう受けない」といった拒否的言動も時折聞かれるようになった．そのようななかで医師からの治療説明が行われた．

　医師との面談では下記の内容が説明された．
- 抗がん剤治療により腫瘍縮小がみられ，外科的切除が不可能ではない

- 手術は可能であるが，リスクも大きい（合併症のリスクなども高い）
- 手術での根治率，安全性の確保のために，腫瘍を縮小させる目的で放射線治療を勧めたい

医師としては「放射線治療を行ったうえで，根治を望める手術療法を受けてはどうか」との意見が強かったため，後日改めて面談の場をもつことになった．

## 実際の場面①

### よくある対応例

#### ■面談後の反応

看護師は面談に同席し面談後のフォローを行うことにした．

| | |
|---|---|
| Bさん | （表情硬く）……． |
| 看護師 | Bさん，先生のお話はわかりましたか？ |
| Bさん | ……はい． |
| 看護師 | わからないことはありませんか？ |
| Bさん | ……はい．（沈黙） |
| 看護師 | どうしましょうか？<br>治るためには放射線治療と手術を受けることがよいと思いますが． |
| Bさん | そうだけど…． |
| 妻 | あなた，どうするの？ |
| Bさん | そんなにすぐには決められないよ！　どうしてみんな急かすんだ！ |
| 看護師 | 急かしてるわけではないですよ．<br>早く決めたほうが，より早く治療が開始できるんです．<br>ご家族ともよく話し合って決めてくださいね．決まったら教えてください． |

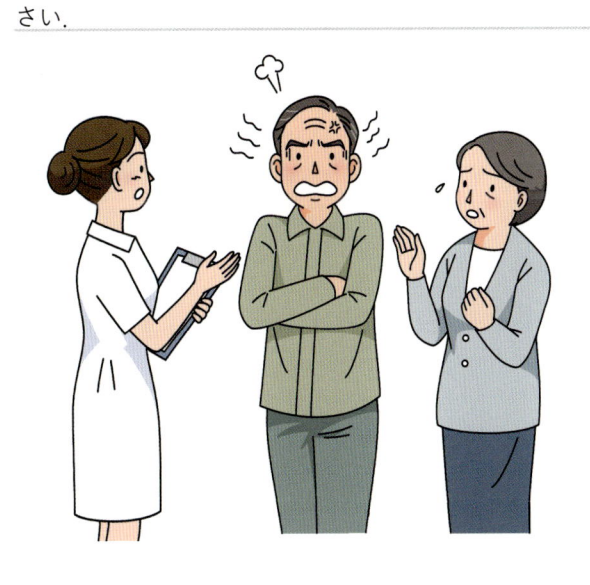

### 改善のポイント

　看護師はBさんの表情や様子を感じとることなく，単刀直入に理解度の確認を行っており，「お話はわかりましたか？」「わからないことはありませんか？」という質問では患者の心情への配慮が感じられない．また，言葉数の少ない患者の沈黙に耐えられず，展開を急いでしまっている印象を受ける．「治るためには放射線治療と手術を受けることがよいと思います」「早く決めたほうが，より早く治療を開始できるんです」という発言では看護師（医療者）の価値観を押しつけているような印象をもたれ，Bさんも答えを急かされていることに怒りを表出してしまった．患者の怒りの表出を受け止めきれず，家族で話し合うよう促しフォロー面談は終了してしまった．

### 患者フォローのポイント

　治療説明における患者フォローのポイントとしては，ただ理解度を確認するだけでなく，患者が治療を決定する過程での気持ちの変化や，思いに焦点を当てることが重要である．なぜなら，意思決定には患者のこれまでの人生で培われた信念や生活信条，役割，価値観や家族環境が深くかかわるためである．

　また，今までの治療経過や医療者との関係，身体症状の有無，精神状態なども大きな影響因子となる．意思決定にはさまざまな因子が影響することを念頭におき，患者の気持ちを引き出すことに焦点を当てながら，そのなかで患者の意思決定ニーズをアセスメントしていく必要がある．

## NURSEを用いたコミュニケーションスキルを使って対応した例

### ■面談直後の反応

| Bさん | （表情硬く）……． |
|---|---|
| 看護師 | Bさん，先生のお話のあとで少しお疲れですか？　このままお話を聞いてもよろしいですか？（話を続けられるかの確認） |
| Bさん | …はい． |
| 看護師 | 先生の説明を聞いて，Bさんとしてはどのようなお気持ちですか？（E：探索） |
| Bさん | …どうしたもんかな，という感じですね． |
| 看護師 | 少し戸惑っているようなお気持ちですか？（N：命名） |
| Bさん | ……（うなずく）（沈黙）． |
| 妻 | あなた，どうするの？ |
| Bさん | …少し考える時間が欲しい． |
| 看護師 | わかりました．これからのことで心配事や治療方針について聞きたいことがあれば一緒に考えますので，いつでもお話してくださいね（U：理解とS：支持）． |

## 解説①

　看護師は今までのBさんの治療経緯や入院時からのエピソードを十分把握したうえで，面談に臨むことが重要である．

　治療選択は患者の今後の生活や人生を左右する重要な意思決定場面である．そのような面談を受けたあとは，少なからず精神的疲労と衝撃を感じていることを理解し，労いながら，直後に話を聞ける状態であるか確認することから始める．

　まず，重要な選択を迫られているBさんの心情に配慮し，コミュニケーションを続けられる状態かどうかの確認をし，聴くための準備を行う．

　次に「病状の理解」ではなく，Bさんの「今の気持ち」に焦点を当て，「どのようなお気持ちですか？」と素直な表現で**探索(E)** をする．患者は必ずしも自分の気持ちを的確に表現することができないことも多い．そのため，返答に対し予測してBさんの気持ちを**命名(N)** することで，Bさん自身も自分の気持ちに気がつくことができる可能性がある．また，気持ちに気がついてもらえているという思いにつながる．

　入院後より言葉数の少ないBさんの状態を考慮し，答えを急がずに待つ姿勢をみせることができている．最後のBさんは「考える時間が欲しい」と表明しており，返答を無理強いせずに理解とサポートを伝えて，面談を終了している．

## 場面②

　翌日，Bさんのもとに訪室し再度話を聞くことにした．

| | |
|---|---|
| 看護師 | その後，治療をどうされるか決めましたか？ |
| Bさん | …まだ決めてないよ． |
| 看護師 | そうですか．奥様と話し合わなかったのですか？ |
| Bさん | ……． |
| 看護師 | 先生との次の面談は明後日でしたよね？　それまでに考えを決められそうですか？ |
| Bさん | わからないよ． |
| 看護師 | ……． |

## 解説②

　この場面での看護師は**「治療を決めること」** に焦点を当て質問を繰り返している．これでは，患者の本心を聞き出すことはできず，言葉少なになってしまう．このような場面は臨床の場において珍しいことではなく，患者の気持ちを引き出せず会話が続かず，看護師も苦労することは多い．

　このような場面ではどうすればよいのだろうか？

## 場面②の改善案

| | |
|---|---|
| 看護師 | 昨日はあのあと，治療についてご家族と考えましたか？ |
| Bさん | そうだね…． |
| 看護師 | Bさんはどうしたいですか？(E：探索) |
| Bさん | 正直に言って，手術は受けたくない．耐えられない気がする．その前に受けなくちゃいけない放射線治療も副作用だってあるでしょ？ |
| 看護師 | 手術は受けたくないとお考えなのですね(U：理解)．放射線治療の副作用も不安なのですね(N：命名)． |
| Bさん | 放射線って，つらいんじゃないの？ |
| 看護師 | どうしてそう思われるのですか？(E：探索) |
| Bさん | 今までの治療もつらかったから…． |
| 看護師 | 今までの抗がん剤治療もおつらかったのですね(U：理解)． |
| Bさん | ほかの病院の治療を受けていたときは，本当にボロボロの状態だったよ．でも，ここでの治療に変えて，食事もとれるようになったし，動けるようにもなった．だから，これで十分なんだよ．家に帰って家族と一緒に過ごせれば，それでいいんだ． |
| 看護師 | つらい状況を乗り越えて，治療を頑張ってこられたことは，本当にすごいです(R：承認)．でも，もうつらい思いはしたくないという，治療に対する不安な気持ちがあるのですね(N：命名 or U：理解)． |
| Bさん | 手術で治りたい気持ちもあるけどね．放射線治療がね…よくわからないしね． |
| 看護師 | 放射線治療について，当院には放射線看護の認定看護師がおりますが，治療効果や副作用などBさんが不安に感じていらっしゃることを，聞いてみたいですか？ |
| Bさん | そんな人がいるのか？　聞いてからでも，答えは遅くないかな…．会ってみたいです． |

（後日，がん放射線療法看護認定看護師に面談を依頼し，治療の効果や副作用について説明をしてもらうことができた）

## 解説③

　前回のフォロー時に比べて，Bさんは看護師に話す準備ができているようにもみえる．「治療を決定する」という言葉は用いず，Bさんがどうしたいのか？　どんな思いを抱いているのか？　ということを中心に**探索(E)**を繰り返し用いて，表出を促していることがわかる．

　また，引き出された返答には必ず，**命名(N)**と**理解(U)**を示し，時に1人の人間として素直に敬意(尊敬の意)を**承認(R)**として伝えることは，患者の思いを理解していると

いう気持ちを最大限に表現する，非常に効果的な方法といえる．

　答えを急がず，患者自身の思いを大切にしながら，丁寧にコミュニケーションをはかることで，**「今までどのような思いで治療に臨んできたのか」「治りたいけれど不安が大きい」という本心**と**「自宅で家族と過ごす時間が大切である」というBさんの希望**を引き出すことができた．

　さらにこのやりとりから意思決定ニーズをアセスメントすると，Bさんは意思決定に必要な情報を得るためのリソースにアクセスすることができていないことがわかる．そのため，院内の専門知識を有する認定看護師を紹介し，治療に関する正しい情報提供とBさんの不安・疑問に答えられる場を準備することができた．

> **ポイント**
>
> 　Bさんと家族はがん放射線療法看護認定看護師から放射線治療についての情報提供を受けたうえで，十分納得して治療を決めることができた．そして，自ら選択した治療と生活に満足し元気に過ごしている．
>
> 　数か月経ったころ，外来で遭遇したBさんから「あのとき十分に悩み，時間をかけて考えられたことはよかった．今の生活に満足している．治療を続けてきてよかった」という言葉が聞かれた．
>
> 　治療決定の場面の意思決定支援において重要なことは，患者が疑問なく医師から提示された治療をすみやかに選択することではない．患者の不安やニーズに気がつき，時間をかけてその思いに沿うプロセスを踏むことだと考える．選択するのは患者自身である．患者と家族の価値観と意向が反映された意思決定をサポートするためには，患者の"思い"に焦点を当てるコミュニケーションスキルNURSEが非常に有用であると考える．

（金子　菜穂子）

# 3 再発告知の場面

## 患者の意向が尊重されるようながん医療

　がん患者の約半数はがんの再発を経験し，再発を伝えられることが最もつらいことであったと語る患者は多い．治癒を目標とした治療が不成功に終わったことを医療者も患者とともに受け入れ，将来や死に向かった重要な決定について時間をかけて考える必要がある．そのためには，安易なコミュニケーションではなく，患者・家族が大切にしている思いを聞き出し，患者の意向が尊重されるようながん医療を実現できるよう努めることが重要である[1]．

　本項では，再発告知後の治療方針の決定について考えるケースから，患者が大切にしている思いを引き出すコミュニケーションについて考えていきたい．

### 患者紹介

　Cさん，50歳代後半の女性
　胃がん・腹膜播種の患者であった．夫（50歳代後半）と2人暮らしで，Cさんは専業主婦として家庭を支えていた．自宅から歩いて10分ほどの距離に長女（20歳代後半）夫婦が生活しており，2か月前に子どもを出産したばかりであった．Cさんは孫に会うことに喜びを感じ，家事の手伝いをすることは自分の役割だと考えていた．

### 経過

　一昨年の1月に胃がん（Stage Ⅲb）と診断され，胃全摘出手術を受けた．手術後の経過は良好で，退院後は毎朝30分の散歩を日課にしていた．昨年の7月頃から，腹部膨満感を自覚し始め，2月に腹部膨満感の増悪で緊急受診．精査にて腹膜播種と診断された．担当医からは胃がんの再発であることが告げられ，化学療法の開始について提案された．

## 実際の場面①

受け持ち看護師が，本日の担当であることを伝えるためにCさんのもとを訪ねると，Cさんは頭まで布団を被って臥床しており，朝食は配膳されたままの状態で残されていた．受け持ち看護師は，昨夕，Cさんと家族に再発告知がされたことをカルテから情報収集していた．

### よくある対応例

| | |
|---|---|
| 看護師 | Cさん，夜は眠れましたか？ |
| Cさん | いろいろと考えていたら眠れませんでした． |
| 看護師 | それはつらいですね．食事は食べられそうですか？ |
| Cさん | 今朝は食べたくないので…片づけてもらってもいいですか？ |
| 看護師 | では，片づけておきますね． |
| Cさん | ありがとうございます． |

### 改善のポイント

看護師とCさんの会話をみると，スムーズに流れているようにみえる．看護師は，Cさんが夜間眠れなかったことに対して「つらいですね」と共感的な態度で接しており，Cさんが話しやすいような環境を整えようとする姿勢が伝わってくる．

一方で，「夜は眠れましたか？」とクローズドクエスチョンで質問しており，回答を「はい」と「いいえ」の2択に限定してしまっている．夜間睡眠についての情報を得ることはできるが，結果として，そのほかに抱いている事柄までは知ることができない．このような場面では，オープンクエスチョンを活用することで，Cさんが気になっている事柄を語ってもらえる可能性が高まる．

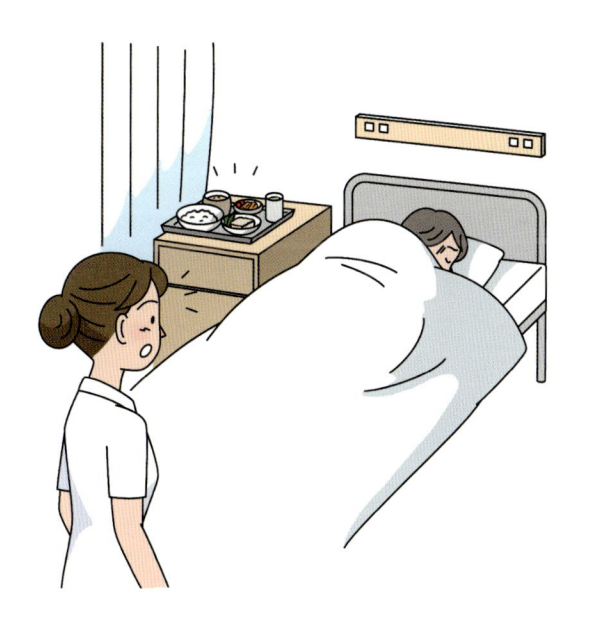

次に,「夜は眠れましたか?」という問いかけに対して,Cさんは「いろいろと考えていたら眠れなかった」と返答している.いろいろと考えるきっかけとなったのは,昨夕の再発告知だと想像できるが確かではない.また,眠れなかったと感じるほどまでに考えていた具体的な内容は明らかでない.これらを具体化することで,Cさんの再発告知後の感情の揺れや,大切にしたい思いが表出される可能性がある.患者のサインを見逃すことなく対応したい.

さらに,Cさんの「今朝は食べたくない」という発言に注目し,なぜ今朝は食べたくないと感じているのかを尋ねることも重要である.

## ■ NURSE を用いたコミュニケーションスキルを使って対応した例

| 看護師 | Cさん,今朝の調子はいかがですか?(オープンクエスチョン) |
| --- | --- |
| Cさん | お腹の張りがあります.あとは,何だかいろいろと考えていたら眠れなかったです. |
| 看護師 | お腹の張りが気になるのですね.お食事を召し上がっていないことと関係がありますか?(E:探索) |
| Cさん | そうですね.食べたい思いはあるのですが…. |

### 解説①

まず,Cさんが今の状態について自由に語ることができるように,**オープンクエスチョン**で尋ねている.その結果,腹部膨満感があることと,腹部膨満感があることで食事摂取が妨げられていることが明らかとなった.

## 場面②

| 看護師 | お腹の張りが原因で食べられないのはつらいですね(U:理解).何か,同じような体験をしたときに,「こうすればよかった」という方法はありますか?(E:探索) |
| --- | --- |
| Cさん | 今までは我慢していたらいつの間にか忘れていたといった感じでした.そういえばオプソですか? それを飲んでみるように昨夕の話で言われました. |
| 看護師 | そうですね,Cさんと同じようにお腹の張り感がつらいと訴えられる方のなかには,オプソを飲んで楽になったと言われる方はいますよ.試しに飲んでみますか? |

## 解説②

　腹部膨満感については，**そのつらさは理解できる(U)** ことを伝え，Cさんの気持ちを受け止めている．また，**過去に同じような体験をしたときの成功体験を探索(E)** し，Cさんが選択する方法を尊重しようとする姿勢を示している．ここでは，Cさんがオプソを選択肢に挙げていることから，オプソを内服することで腹部膨満感が緩和したという他者の成功体験を紹介し，オプソの内服に対する抵抗感を少なくするよう意図的にかかわっている．

　もし，Cさんがオプソをはじめとする医療用麻薬に対して抵抗感があるならば，**その理由を探索し(E)**，正しい知識をもてるような支援が必要となる．

## 場面③

| | |
|---|---|
| 看護師 | 先ほど，いろいろと考えていたら眠れなかったと言われていましたが，もし，Cさんがよろしければ，**どのようなことをお考えになっていたのか，お話しいただけませんか？(E：探索)** |
| Cさん | 夕べ先生に「がんが再発して広がっているから，抗がん剤を始めましょう」と言われました．もちろん，治療をお願いしたいのですが…． |
| 看護師 | 何か気がかりなことがあるのですね**(N：命名)**．もしよろしければお**話しいただけますか？(E：探索)**　何かお役に立てることがあるかもしれません**(S：支持)**． |
| Cさん | 実は，長女に子どもが産まれたばかりなので手伝ってあげたいと思っていました．でも，治療を始めると入院したり定期的に通ったりしないといけないし．そうなるとどうすればよいのかわからなくなって…． |

## 解説③

　最初の会話でオープンクエスチョンを用いて尋ねた際に表出されていた，「いろいろと考えていたら眠れなかった」という言葉に焦点を当てて，その**具体的な内容を探索(E)** している．その結果，「治療をしたい」という思いと，「すぐには治療をお願いできない」という思いとの間で葛藤があることが明らかとなった．Cさんの治療に対する意思決定を支えるためには，治療をすぐに行えないと考える背景を明らかにする必要がある．そこで，**気がかりなことがあれば教えてほしい(E)**，それについて**サポートしたい(S)** という姿勢を示している．その結果，出産後の長女のサポートを優先したいという思いが明らかとなった．

## 場面④

| | |
|---|---|
| 看護師 | 治療したいという気持ちと，長女さんをサポートしたいという気持ちで悩まれていた(N：命名)のですね．私なら自分のことで頭がいっぱいになってしまいそうなところ，Cさんはご家族のことを優先して考えられるのはすごいですね(R：承認)． |
| Cさん | そうですか？　私も孫の顔を見ると元気をもらえるようで． |
| 看護師 | お孫さんに元気をもらっているのですね．Cさんが気にされていることは，とても重要なことだと思います(R：理解)．Cさんがそのようなお気持ちでいることを，ご主人や長女さんはご存じですか？(E：探索) |
| Cさん | 夫や長女は，治療を頑張ってほしいと言ってくれます．そう言われると，なかなか相談しづらくて…． |
| 看護師 | その言葉を聞いて，ご家族がCさんをサポートしようとする気持ちが伝わってきました．心強いご家族ですね(R：承認)．それだけに，Cさんが相談しづらいというのもわかる気がします(U：理解)．Cさんの治療を頑張りたいという思いと，長女さんをサポートしてあげたいという思いは，どちらも大切にしていただきたいなと感じました．もしよろしければ，一緒に考えさせてもらってもいいですか？(S：支持) |
| Cさん | ありがとうございます．何だか少し気が楽になりました． |

### 解説④

　Cさんの葛藤を**「悩み」という言葉で表現しつつ(N)**，再発告知というつらい体験をしながらも，家族のことを優先して考え，**母親としての役割を果たそうとする姿勢は素晴らしいことだと承認し(R)**，共感を示している．Cさんが意思決定をしていくためには，家族内での考えの共有と意見の調整が必要である．そのため，**家族はどのような考えをもっているのか，どこまでの内容を家族間で共有できているのかを探索している(E)**．家族の状況を確認したあと，Cさんが意思決定できるよう，**いつでもサポートできることを保証(S)** している．その結果，Cさんから前向きな発言が聞かれた．

> **ポイント**
>
> 　再発時の精神的動揺は，それを予期していなかった患者で特に強いといわれている．今回のケースでは，普段ならそのまま聞き流してしまいそうな何気ない会話に着目し，NURSEを用いて具体化していった．その結果，Cさんが自分の治療をしたいという思いと，母親としての役割を果たしたいという思いが衝突し，どうすればよいかわからない状況になっていたことが明らかとなった．
>
> 　患者の思いが尊重された支援を実現するためには，患者の大切にしている思いを引き出せるようなコミュニケーションが重要であり，その手段の1つとして，NURSEという技法は役立つ．

### 引用文献

1) 小川朝生, 内富庸介(編)：精神腫瘍学クイックリファレンス．創造出版，2009．

（角甲 純）

# 4 支持療法の場面

## 痛みを和らげるための支援

　痛みがあると日常生活動作は障害されて精神的な苦痛も強くなるため，できる限り早く痛みを和らげるための支援を行うことが大切である．看護師には患者が痛みのマネジメントに主体的に参加できるように支援する役割がある．

　「麻薬を使うと人生の終わりだ」「麻薬を使うと中毒になる」というイメージをもち，麻薬の使用に抵抗感をもつ患者がいる．このような患者に対して看護師が一方的に説得をするだけでは，患者はセルフケアを継続できない．患者の心のなかにある病気そのものや麻薬に対する思いを理解したうえで支援することが大切である．

　患者への支援に活かすための感情表出を促すコミュニケーションについて考えたい．

> **患者紹介**
>
> Dさん，60歳代の男性
> 直腸がん，肝転移，多発リンパ節転移
> 定年退職後は，妻との旅行と，孫の成長を見守ることを楽しみにしていた．

### 経過

　昨年の秋に診断を受けて抗がん剤治療を続けていた．最近になって背部の痛みが徐々に強くなった．夜は痛みのために眠れず，トイレへ行くのも困難になったため入院となった．麻薬を定期的に内服し始めると，笑顔で過ごす時間が増えたが，1日に数回強い痛みが出現していた．しかし，看護師がレスキューを勧めても躊躇することが多かった．

　ある日，看護師が定期内服の麻薬を配薬するためにDさんのもとを訪れた．

## 実際の場面①

### よくある対応例

看護師　　Dさん，痛み止めの時間です．お薬を飲みましょう．

| | |
|---|---|
| Dさん | 今朝は痛かったけどね．今は痛くないから飲まなくても大丈夫．みんな勧めてくれるけど僕はあんまり飲みたくないんだよね． |
| 看護師 | 痛みがなくても，決まった時間に飲まなければいけないお薬ですよ．先生からも必要なお薬と説明されていますよね．時間なので飲みましょう． |
| Dさん | もう〜……．痛くないから飲まなくても大丈夫って言っているのに．<br>（ふとんをかぶって背中を向ける） |

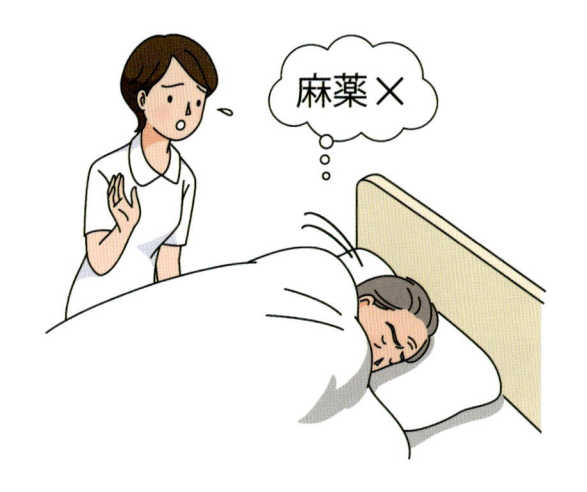

### 改善のポイント

　Dさんが痛みのマネジメントに主体的に参加できるような支援が必要な場面である．
　看護師は，Dさんに何とか時間通りに麻薬を内服してもらおうと説得している．しかし一方的に説得されても，Dさんは麻薬の定期内服が必要なことを納得できないし，信頼関係の構築も難しい．信頼関係の構築には，相手に語ってもらうように働きかけるコミュニケーションが必要であろう．
　Dさんが納得して同意できなければ，自宅に戻っても麻薬を自己管理することができず，再び強い痛みで日常生活に支障をきたす可能性がある．Dさんの心のなかにある病気そのものや麻薬に対する感情の表出を促すために，Dさんの痛みの体験に寄り添うコミュニケーションを実践する．

## NURSE を用いたコミュニケーションスキルを使って対応した例

| | |
|---|---|
| 看護師 | Dさん，痛み止めの時間です．お薬を飲みましょう． |
| Dさん | 今朝は痛かったけどね．今は痛くないから飲まなくても大丈夫．みんな勧めてくれるけど僕はあんまり飲みたくないんだよね． |
| 看護師 | 今は痛みは和らいでいるのですね．<br>それでは，少しお話ししてもいいですか？ |
| Dさん | どうぞ． |

## 解説①

　Dさんに不快な思いをさせないように礼儀正しい態度を心がける．そして，Dさんが話しやすいように座る位置にも気を配る．これらのことで，聴くための準備があるというメッセージをDさんに送ることができる．座ることで患者と目線を同じ高さにすると，寄り添おうとしていることを表現できる．

## 場面②

| | |
|---|---|
| 看護師 | 今朝はずいぶん痛そうな様子だったと夜勤の看護師から聞きました．大変な思いをされたのではないかと思います(U：理解)．どのような痛みだったか教えていただけませんか？(E：探索) |
| Dさん | お腹の上のほうがすごく痛くなって目が覚めたんだよ…．今朝は痛みが強かった．こんなに痛いなら死んだほうがマシだと思ったよ． |
| 看護師 | 生きているのが大変なほどの痛みだったのですね．それはつらかったですね(U：理解)． |
| Dさん | ……(沈黙)． |

## 解説②

　看護師がコミュニケーションのはじまりから説得しても，Dさんは病気そのものや麻薬に対する感情を表出しないだろう．Dさんの体験に関心を寄せて理解しようとする姿勢が大切である．「大変な思いをされたのではないかと思います」とDさんの状況と感情を受け入れて，理解可能であると伝える(U)．理解を示すことは，Dさんとの信頼関係の構築にもつながる．

　続いて，「どのような痛みだったか教えていただけませんか？」と探索(E)して，Dさんの痛みの体験に焦点を当てた会話になるように方向性をつける．この面談では痛みそのもののアセスメントは一番の目的ではないが，看護師はDさんの病気そのものや麻薬に対するとらえ方を理解するための糸口を見出すために，「どのような痛みだったか教えていただけませんか？」と探索(E)して，Dさんの痛みの体験に関心を寄せつつ感情の表出を促そうとしている．

　Dさんの痛みの部位や強さに焦点を当てるのではなく，「痛くなって目が覚めた」「こんなに痛いなら死んだほうがマシだと思った」に含まれる感情に焦点を当てて，「生きているのが大変なほどの痛みだったのですね，それはつらかったですね」と，困難な体験であったことは理解可能であることを伝える(U)．看護師がDさんの思いを理解しようとする姿勢は，Dさんの感情表出の促進につながる．

　沈黙のあいだ，患者はさまざまなことに考えをめぐらせていることが多い．ほんの少

しの沈黙でも長く感じることがあるかもしれないが，沈黙を有効に用いることも大切なコミュニケーションスキルの1つである．

## 場面③

| | |
|---|---|
| Dさん | 痛み止めってモルヒネでしょう．モルヒネはできるだけ飲みたくないんだよ． |
| 看護師 | モルヒネを使うのは心配なお気持ちなのですね(N：命名)．よろしければ，モルヒネについて心配していらっしゃることを話していただけませんか？(E：探索) |
| Dさん | 実は，友人も同じがんだった．さいごは廃人のようになっていたよ．モルヒネを使っていた．モルヒネを使い始めたら，もう終わりみたいな感じがするんだ． |
| 看護師 | そうだったのですね．モルヒネを使うと，自分が自分でなくなってしまうのではないかとか，命が短くなってしまうのではないかと，心配していらっしゃるのですね(N：命名)． |
| Dさん | そうなんだよ．飲んだほうがいいって言われるけど，ちょっとね…． |

### 解説③

　沈黙のあとDさんは心のなかにあった「モルヒネはできるだけ飲みたくない」という感情を表出した．看護師が関心を寄せながら沈黙することで，Dさんの感情表出を促すことにつながった．

　「モルヒネはできるだけ飲みたくない」というDさんの思いを，**「モルヒネを使うのは心配なお気持ちなのですね」**と**命名(N)**して，Dさんの感情を適切に理解したというメッセージを送った．Dさんのモルヒネへのイメージを理解するために**「モルヒネについて心配していらっしゃることを話していただけませんか？」**と，モルヒネを使いたくない思いを率直に**探索(E)**して，今後の支援につなげるための情報を得ようとしている．

　Dさんは同じ病だった友人の経過に自分の体験を重ね合わせて，思い悩んでいたことが明らかになった．Dさんが語った**感情を整理しながら要約して言い換え(N)**，Dさんが自身の感情に気づき，心配の具体的な内容を整理できるように伝えている．このときもしも，Dさんの感情を適切に表現できていなかったとしても，Dさんの感情に少しでも近づこうとした命名は，Dさんが自分の感情に気づくきっかけになる．

## 場面④

| | |
|---|---|
| Dさん | 薬剤師さんがモルヒネは決まりを守れば安全な薬って言っていたけど，本当にそうなの？ |
| 看護師 | その通りです．決まりを守れば安心して使えるお薬です．モルヒネを内服したあと，痛みはどのようになりますか？ |
| Dさん | たしかに，説明されたように飲むと痛みは楽なんだ．わかってはいたんだけどいろいろ心配だったんだよね．<br>（…沈黙…）<br>モルヒネをうまく使うほうが家族とも楽しく過ごせるよね．話を聞いてもらえてよかったよ．これからはちゃんと飲むよ． |
| 看護師 | ご自身の痛みと向き合おうとすることは大切なことです．<u>心配を整理しながら痛みと向き合おうとするAさんはすごいなと感じます(R：承認)</u>．<br><u>私たちはDさんと相談しながら，できる限り痛みが和らぐようにお手伝いさせていただきますね(S：支持)</u>． |
| Dさん | ありがとう．よろしくね． |

### 📖 解説④

　Dさんは，感情を表出しながら自身の気持ちを整理することができたので，痛みと向き合おうとする姿勢に変化した．この変化を**「すごいですね」**と看護師が**承認(R)**することで，Dさんの行動を強化することができる．NURSEの技法のなかで承認は意識しないと使えない技法である．痛みのマネジメントに主体的に参加できるように支援する場面では，うまく使えると言語的説得となり自己効力感を高めることができるだろう．

> **ポイント**
>
> 　痛みのマネジメントでは，コミュニケーションにより患者との信頼関係を築き，患者のもつ不安を軽減することが大切である．看護師がNURSEの技法を用いたコミュニケーションを実践することによって，痛みのマネジメントに主体的に参加することができなかった患者が，心配を整理して痛みに向きあう姿勢を変化させた．
> 　一方で，NURSEの技法を使うことに意識を集中しすぎて，患者の言葉に耳を傾けられないということがないようにしたい．感情に寄り添いながらNURSEの技法を活用していると，患者の成長の過程に触れることがあり，この過程で看護師自身も思いがけない感覚を得て気づかされることも多い．NURSEの技法をうまく使いながら看護師も患者とともに成長することができると考えている．

**参考文献**

1) 髙橋美賀子,梅田 恵,熊谷靖代(編):新装版 ナースによるナースのためのがん患者のペインマネジメント.日本看護協会出版会,2014.
2) Bandura A:Self-Efficacy in Changing Societies. Cambridge University Press, 1997／本明 寛,野口京子(監訳):激動社会の中の自己効力.金子書房,1997.
3) ジーン・ワトソン(著),稲岡文昭,稲岡光子(訳):ワトソン看護論 人間科学とヒューマンケア.医学書院,1992.

(小林 直子)

# 5 家族へのサポートの場面

## がんによる家族の負担の増大

　がんになると患者本人だけでなく患者の家族も，大切な家族ががんになったことによる精神的な苦痛を感じる．さらに，通院や入院などの日常生活の支援，経済的な支援，患者の精神的な支援などの役割が増大するため，がんによる家族の負担は非常に大きいといえる．

　患者の家族には2つの側面があるといわれている．1つは患者にケア（情緒的支援，経済的支援，意思決定の責任の共有など）を提供する側面であり，もう1つは第2の患者として精神的ケアを必要とする側面があるといわれている[1]．医療者は，患者の支援を行うとともに，家族の支援を行うことも重要となる．

　本項では，家族への対応の場面を挙げ，家族をサポートするコミュニケーションについて考えていきたい．

> **患者紹介**
> 
> Eさん，50歳代の男性
> 3か月前に胃がん，肝転移，腹膜播種と診断された．
> 化学療法を行ってきたが効果がなく，医師より本人と妻に「これ以上の抗がん剤治療を行うことはさらに身体症状を悪化させてしまうため，症状緩和を主体に行っていくことが望ましい」という面談があり，本人と妻も同意した．
> E氏は，会社員として勤めてきていたが，現在休職中である．妻（42歳，専業主婦），長男（14歳，中学校2年生）と3人暮らしである．

## 実際の場面①

　担当看護師が検温に行くと，Eさんは「大丈夫．つらくないよ」と返答されたが，面会に来ていた妻は顔をこわばらせて同席していた．
　担当看護師が検温を終えて部屋から出ると，妻が担当看護師を追いかけて病室を出てきた．妻は，「主人は我慢強い人なんです．本当はつらいのに，我慢しているだけなんです．何とかならないんですか？」と口調を強めて，涙を流しながら話していた．

## よくある対応例

| | |
|---|---|
| 妻 | 主人は我慢強い人なんです．本当はつらいのに，我慢しているだけなんです．何とかならないんですか！！ |
| 看護師 | ……そうですか．でも痛み止めは使っているんですけどね． |
| 妻 | つらそうにしているんです！！ |
| 看護師 | でも痛み止めも使っていますので，また痛み止めを使いますね． |
| 妻 | はい…．でも夫は我慢しているから，つらくないようにしてほしいんです． |
| 看護師 | 先生にも相談しながら，痛み止めは使っていきますから，大丈夫ですよ． |
| 妻 | はい…．でも…． |

### 改善のポイント

　妻はEさんの症状コントロールをしてほしいという希望を強い口調で話し，看護師は「Eさんの症状のコントロールはしている」ということを説明することに徹している．妻は「でも…」と返答しており，妻の言葉の背景には，まだ話されていないニーズがあることが予想されるが，妻の言動の背景にあるニーズについては確認できていない．

　妻の感じている気持ちに共感しながら，妻の気持ちやニーズを**探索（E）**していくことで，妻のニーズに対しての支援の方法のヒントがみえやすくなる．

## NURSEを用いたコミュニケーションスキルを使って対応した例

| | |
|---|---|
| 妻 | 主人は我慢強い人なんです．本当はつらいのに，我慢しているだけなんです．何とかならないんですか？ |
| 看護師 | そうでしたか．奥様はずっとご心配されていたんですね**（U：理解）**．奥様からみられて，どのようなときにつらそうにされていますか？**（E：探索）** |
| 妻 | 私には，何も言わないんです．つらそうな表情も見せずに「大丈夫」っていうんです．でもいつも我慢強い人だから，つらくても我慢しているんじゃないかって心配で． |

家族へのサポートの場面　87

| 看護師 | ずっと，心配なお気持ちでそばにいられたんですね(U：理解). |
|---|---|
| 妻 | そうなんです．主人は，病気なんてしたことがなかったんです．私，全然気がつかなくて．私が早く気がついていればこうならずに済んだのに．主人は「私のせいではない」って言ってくれるんですけど，どうしていいかわからなくて． |

### 解説①

妻の「**夫を心配に思う気持ち**」に**理解(U)**を示しながら，具体的にどのようなことが心配されているか**探索(E)**していく．気持ちに寄り添いながら探索していくことで，「夫のために何かしたいのに，どうしてよいかわからないつらさ」があることがわかる．

## 場面②

| 看護師 | そうでしたか．苦しいお気持ちを抱えていらっしゃったんですね(N：命名). |
|---|---|
| 妻 | そうなんです．何かしてあげたいのに，どうしていいかわからなくて…． |
| 看護師 | ご主人のことを本当に大切に考えられているということが伝わってきました(R：承認)．大切なご主人なんですね． |
| 妻 | そうなんです．主人は家族を一番大切にしてくれる人ですので．子どものことも家のこともやってくれる人ですから．だから主人のためにできることがあればしたいんです． |

### 解説②

妻は「**夫のために何かしたいが，できないつらさ**」を感じており，そのことを「**苦しい気持ち**」と**命名(N)**する．そのうえで，妻は「何かしてあげたいのにどうしてよいかわからない」と自信をもてずにいるが，妻が**夫に何かしたいという姿勢**について**承認(R)**し，妻が十分に夫を支えようと頑張っていることを言葉で伝える．

## 場面③

| 看護師 | 素敵なご主人ですね．ご主人にどのようなことをしてあげたいと思われているんですか？(E：探索) |
|---|---|
| 妻 | 主人は家族といる時間を大事にしている人でしたから，家族でいる時間を大切にしたいんです．家族3人で食事をしたいです． |
| 看護師 | そうですか．ぜひご家族の時間を作れるように，どのような工夫がで |

きるか相談しましょう．ご主人やご家族のサポートをしたいと思っているので，お気持ちや希望をこうやって教えていただけると一緒に考えることができます．これがしたいということがあったら，ぜひ教えてくださいね．一緒に考えます(S：支援)．

妻　　　ありがとうございます．

## 解説③

妻の苦しい気持ちに寄り添いながら接し，妻の夫を支える姿勢を**承認(R)** し，そのうえで**妻としてどのような希望があるか探索(E)** する．探索することで，「家族の時間を作りたい」という妻の希望が明らかになった．明らかになった希望に対して，一緒に**支援する(S)** という姿勢を伝え，妻の思いや希望を伝えてよいこと，伝えてほしいことを保証する．

### ポイント

医療者にとって家族は，患者のケアの協力者であり，つい家族をそのようにみてしまう傾向がある．実際に，家族には患者のケアに関することをお願いすることが多くなる．

一方で，家族は患者をサポートしながら，家族自身もさまざまな葛藤や苦悩を抱えていることが多い．しかも，家族はその葛藤や苦悩を話してよいか，どのように解決したらよいか困っていることも多い．

医療者として，患者のサポートを行いながら，家族も「第2の患者」としてサポートする姿勢をもつことが必要である．そのときに，家族がどのような葛藤や苦悩，希望をもっているのか，家族の気持ちを理解したいという姿勢をもちながら接するためには，NURSEの技法が有効といえる．

### 参考文献

1) 浅井真理子：家族への対応．内富庸介，藤森麻衣子(編)：がん医療におけるコミュニケーション・スキル―悪い知らせをどう伝えるか，pp.108-114，医学書院，2007．

（佐々木 千幸）

# 第 5 章

# NURSE を使いこなす
# ためのロールプレイ

# 1 ロールプレイの目的と効果

## 1 ロールプレイとは

ロールプレイングとは，ある場面を取り上げ，役割(role)を決め，自ら演じる(play-ing)ことである．自ら患者役や看護師役を演じ，または他者の演技を見る体験をし，その過程を分析，討議，評価することを通して，患者-看護師関係スキルが習得できる[1]といわれている．ロールプレイングとロールプレイは明確な区別がなく用いられることが多いため，本書で用いるロールプレイと同義として理解できる．

### 1 役割を演じる

研修でロールプレイをする，と聞くと少し身構えてしまう人もいるだろう．実際に，研修の前には「ロールプレイは少し気が重い」「日頃の自分のコミュニケーションを評価されるのでしょうか」と話す参加者がいる．

一般的に，ロールプレイを行う目的には，①教授，②評価，③訓練，④治療の4つがある[2]．そのなかに"評価"が含まれているため，参加者は周囲から自分の演じる場面をみられて，評価される気持ちになるのかもしれない．しかし，本書で解説するロールプレイは，"教授"目的で行うことを参加者が認識することが必要である．

講義で得た知識を，実際に演じることで活用し，参加者とともに振り返ることで自分のかかわりの傾向や課題をみつけ，新たな技法にチャレンジすることが大切である(図5-1)．そのために，本研修では"1つのロールプレイを参加者全員で作り上げる"ことを重要なポイントとしている．オブザーバーとともに考えた看護師役を実践することで，看護師役が自分を評価されると思う不安を軽減できると考える．

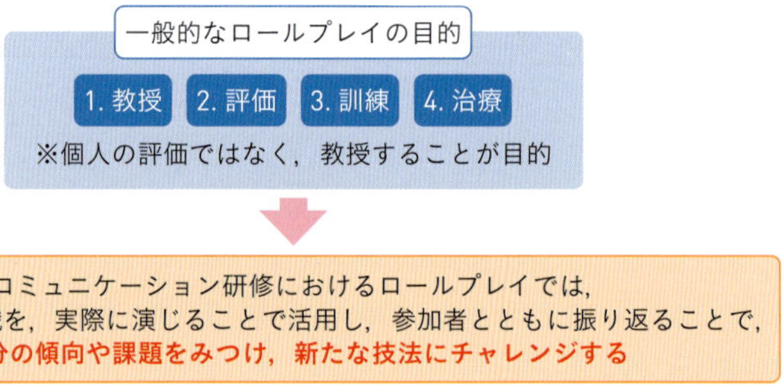

一般的なロールプレイの目的
1. 教授　2. 評価　3. 訓練　4. 治療
※個人の評価ではなく，教授することが目的

↓

コミュニケーション研修におけるロールプレイでは，
講義で得た知識を，実際に演じることで活用し，参加者とともに振り返ることで，
**自分の傾向や課題をみつけ，新たな技法にチャレンジする**

図 5-1　ロールプレイの目的

## 日常の自分と役とを切り離す

　一方で，ロールプレイは，いくら日常の自分と切り離して考えようとしても，自分自身の経験をもとに演じることとなる．そのため自分と役との同一化が，ある程度は生じることを前提に，ロールプレイが進められなければならない．

　筆者の施設で行っているロールプレイでは，役を自分と関係のない名前で演じるようにしている．また，ファシリテーターがロールプレイ終了ごとに「役から降りる」ように告げることや，ロールプレイの終了時に「役を演じてみた感想」を役から降りたあとに尋ねることで，日常の自分と役とを切り離すことを意識している．これはマトヴェイチュクが，"事後報告と終了"としてロールプレイの倫理的に最も重要な部分として述べている[3]．

　看護師役だけでなく患者役も同様である．つらい体験をした患者や家族の役を演じることは，参加者にとっても疑似体験となる．ロールプレイを明確に終了することで，参加者を役から抜け出させることが必要である．

## 患者役を参加者が演じる意図

　本章で解説する研修では訓練された模擬患者ではなく，あえて参加者が患者役を演じる．患者役を体験する意図は，看護師とのコミュニケーションによって生じる患者の感情の変化に気づくことをねらいとしているためである．

　患者の気持ちに寄り添い，感情を探索し，表出を促進させるコミュニケーションスキルである"NURSE"を用いたコミュニケーションを，看護師と患者の双方の立場から体験することでより理解が深まると考える（患者役は臨床場面での患者の状況がわからなければ演じることができないため，研修受講対象者の検討が必要である）．

　次項以降は筆者の施設で行っているコミュニケーションスキルの研修内容を紹介していく．研修内容の説明やロールプレイの手順をよく読み，参考にして進めていただきたい．

### 引用文献

1) 佐藤みつ子：第Ⅶ章 看護教育における教授―学習方法，看護教育における授業設計，第4版．pp.156-185, 医学書院，2009.
2) 幸山靖子：第1章ロールプレイ．藤岡完治，野村明美（編）：わかる授業をつくる看護教育技法3 シミュレーション・体験学習．pp.12-20, 医学書院，2000.
3) クリシヤ・M・ヤルドレイ＝マトヴェイチュク（著），和泉 浩（監訳）：ロール・プレイ 理論と実践．現代人文社，2011.

（早坂 和恵）

# 2 コミュニケーションスキル研修

## 1 コミュニケーションスキル研修の流れ

本項では，筆者の施設で行われているコミュニケーションスキル研修の目的や研修の流れを解説していく．

### 1 研修目的

> 看護師に必要な傾聴と共感のコミュニケーションスキルを習得する

この研修ではNURSEの技法を学ぶが，患者・家族とのコミュニケーションにおいて重要なことは，NURSEで紹介される文言をただ会話に取り入れることではなく，看護師が患者や家族の思いを理解し支えようとする態度で傾聴し，共感することである．

そのために研修では，看護師が患者の話を聴くための準備としての場の設定や現状の理解の確認，効果的な傾聴などの基本的なコミュニケーションスキルについても講義を受ける．自分の日常のコミュニケーションを振り返りながら復習をしてほしい．

### 2 研修目標

> 1) 看護師に必要な傾聴と共感のコミュニケーションスキルを列挙する
> 2) 自己のコミュニケーションスタイルを自覚する
> 3) 患者体験を通し，患者の気持ちに気づきを示す
> 4) 看護師に必要なコミュニケーションスキルをロールプレイで演示する
> 5) 理解，承認の技法を用いてスタッフ間，他職種との関係構築をはかる

コミュニケーションスキルは知識・技術・態度の統合によって習得される技術である．研修目標はその3側面を考慮した目標を設定している．

しかし，コミュニケーションスキルは研修場所だけで身につくものではなく，研修で習得したことを患者に限らない対人関係において活用しながら習得するものである．したがって，受講者は研修での学びを継続的に実践することが必要である．

## 3 研修対象者

> 看護師経験4年目以上の看護師

　筆者の施設では，臨床において自立して看護実践ができ，患者や家族との関係を主体的に構築できる看護師経験4年目以上の看護師を対象としている．患者役がロールプレイに対応できない場合には，看護師役がNURSEを用いたコミュニケーションを体験することができないため，対象者の設定は各施設で検討してほしい．

## 4 研修内容

> 1) 講義
> ● テーマ：看護師に必要なコミュニケーションスキル
> ● 内容：　基本的なコミュニケーションスキル，NURSE技法
> 2) ロールプレイ

　研修は講義とロールプレイで構成される．講義で得た知識を意識して実践することで自分のコミュニケーションの経験とし，その経験を振り返りながら学びを深めることが大切である．

## 5 研修スケジュール

> 1) **講義**　60分
> 2) **ロールプレイの説明・自己紹介**　30分
> 3) **ロールプレイ**
> ● 参加者1グループ5名　⇒1ロールプレイ50分，休憩10分
> ● 参加者1グループ6名　⇒1ロールプレイ45分，休憩10分

　1回のロールプレイ時間が長いように思われるかもしれないが，実際にやってみると「あっという間だった」「ディスカッションをしているから必要な時間だった」と言われることが多い．時間の管理はファシリテーターに任せて，1回ごとのロールプレイを充実したものにしてほしい．

## スケジュールの1例

### ○参加者1グループ5名 ⇒1ロールプレイ50分，休憩10分

| 時間 | 項目 |
|---|---|
| 9：30〜10：30 | 講義 |
| 10：30〜11：00 | ロールプレイの説明<br>自己紹介 |
| 11：00〜11：50 | 第1回ロールプレイ |
| 11：50〜12：50 | 昼食 |
| 12：50〜13：40 | 第2回ロールプレイ |
| 13：40〜13：50 | 休憩 |
| 13：50〜14：40 | 第3回ロールプレイ |
| 14：40〜14：50 | 休憩 |
| 14：50〜15：40 | 第4回ロールプレイ |
| 15：40〜15：50 | 休憩 |
| 15：50〜16：40 | 第5回ロールプレイ |
| 16：40〜17：00 | 全体でのまとめ |

### ○参加者1グループ6名 ⇒1ロールプレイ45分，休憩10分

| 時間 | 項目 |
|---|---|
| 9：00〜10：00 | 講義 |
| 10：00〜10：30 | ロールプレイの説明<br>自己紹介 |
| 10：30〜11：15 | 第1回ロールプレイ |
| 11：15〜11：25 | 休憩 |
| 11：25〜12：10 | 第2回ロールプレイ |
| 12：10〜13：10 | 昼食 |
| 13：10〜13：55 | 第3回ロールプレイ |
| 13：55〜14：05 | 休憩 |
| 14：05〜14：50 | 第4回ロールプレイ |
| 14：50〜15：00 | 休憩 |
| 15：00〜15：45 | 第5回ロールプレイ |
| 15：45〜15：55 | 休憩 |
| 15：55〜16：40 | 第6回ロールプレイ |
| 16：40〜17：00 | 全体でのまとめ |

※参加者6名で1ロールプレイ50分にする場合には，参加者5名のスケジュールで1時間早く開始することで対応可能．

# 2 ロールプレイ

## 1 ロールプレイの目的

　模擬看護場面でNURSEを用いたコミュニケーションを経験する．
　NURSEは，感情を探索し表出を促進させる技法である．第1章で述べたように，感情に焦点を当てることは，最も強力な医療者-患者関係につながり，最も効果的なコミュニケーションを構築するとされる（第1章を参照→p.9）．このロールプレイでは，シナリオのコミュニケーション場面を完結させることが目的ではない．また，NURSEの技法を意識して取り入れることはよい挑戦であるが，すべての技法を取り入れることに専念しないように注意する．
　看護師と患者や家族の双方向のコミュニケーションにおいて，NURSEを活用することで患者や家族の感情を探索し，表出されているかが重要である．

## 2 ロールプレイの方法

　シナリオ事例で設定された場面を想定し，看護師役がロールプレイを行い，難しい点などをオブザーバーとともにディスカッションしながらロールプレイを行う．
　筆者の施設で使用しているシナリオ事例は3つある（本章p.106～）．自分がロールプレイをする順番や事例は，ファシリテーターが調整して決定するので，それに従う．

## 3 ロールプレイのグループ構成

- グループは参加者5～6名と，ファシリテーター1名，サブファシリテーター1名で構成する．
- 参加者のうち1名が看護師役，1名が患者役，ほかはオブザーバーとなる．
- 参加者全員が，看護師役・患者役を交代で演じる．

## 4 ロールプレイの環境設定

　次頁の図のように環境を設定する．

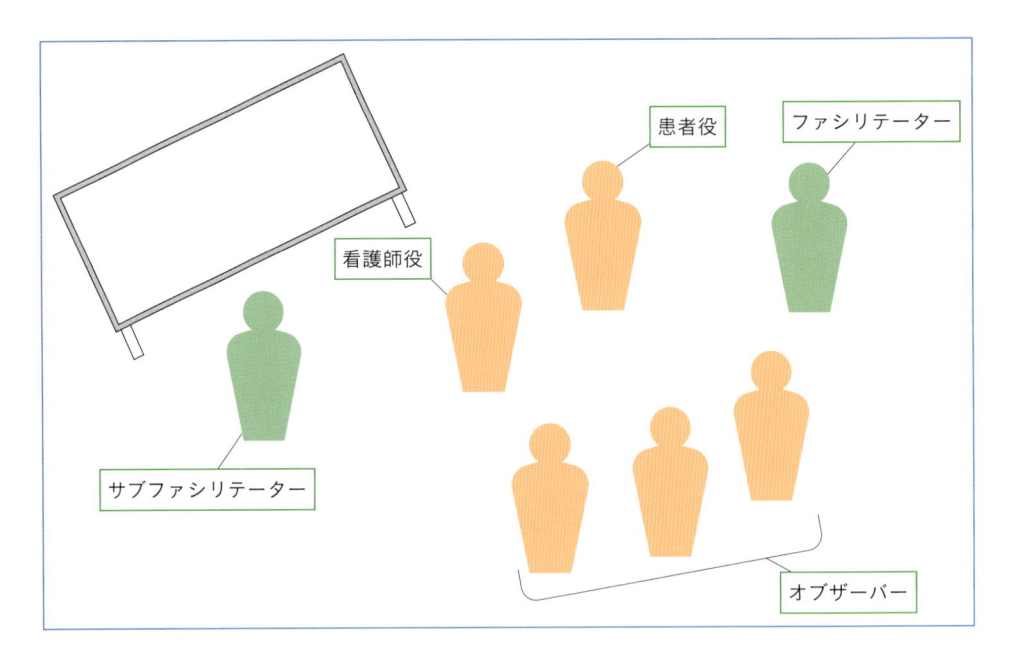

## 5 役割の説明

それぞれの役の役割を解説する．なお，ファシリテーターとサブファシリテーターの役割については，付章で詳細を解説している（→ p.117）．

### 看護師役

- 看護師役は普段の自分と切り離すために，本名と異なる名前でロールプレイを行う．
- シナリオの患者に対するコミュニケーション場面をロールプレイする．
- ロールプレイの最中に困ったり悩んだりした場合は，いつでも"タイム"をとることができる．
- オブザーバーとディスカッションしたことを反映して看護師役を演じる．
- ディスカッションで複数の提案があった場合は，看護師役に決定する権利がある．
- 患者と看護師の関係は初対面ではなく，信頼関係が維持されているという前提で展開する．

#### ■普段の自分と切り離す

看護師役は，シナリオの患者に対するコミュニケーション場面をロールプレイする際には，普段の自分と切り離すために，本名と異なる名前で演じる．どのような名前でもかまわないが，自分がよく知っている人の名前を使うと，その人を連想し行動を真似てしまうこともあるため，身近な人やこれまでの先輩看護師の名前は避けるようにする．

#### ■オブザーバーと一緒に看護師役を作り上げる

看護師役はいつでも"タイム"をとることができるため，困った場合は1人で悩まずにタイムをとり，自分が何に困っているのかを伝えるとよい．

看護師役がオブザーバーとディスカッションすることで困りごとを解決できるだけではなく，日常の自分のコミュニケーションスタイルを自覚したり，いつもとは異なる技法を用いたコミュニケーションを経験したりすることができる．オブザーバーは心強い

存在であり，看護師役を経験した参加者のなかには，「オブザーバーがいてくれてよかった」「できることなら臨床でも自分の後ろにいてほしい」という感想をもつ人も多い．オブザーバーと一緒に看護師役を作り上げて，これまでに経験したことがない技法に挑戦してほしい．ロールプレイは場面のやり直しをすることもでき，看護師役の対応を変えることによって患者の反応も異なることを体験できるかもしれない．ディスカッションから生まれた看護師役をやってみることで新たな気づきにつながると考える．

■ **ファシリテーターとサブファシリテーターの役割について**

　ロールプレイでは，ファシリテーターとサブファシリテーターが進行役となる．ファシリテーターがロールプレイ中に"タイム"をとり，振り返りを促すこともある．看護師役としては，もう少し続けてほしい，と思うこともあるかもしれないが，NURSEに対する理解を深めるためにコミュニケーションを振り返る，必要な中断であることを承知してほしい．

　また，サブファシリテーターはロールプレイでの患者役とのやりとりを板書する役割がある．板書した内容は，ディスカッションで患者役や看護師役の言葉をそのまま振り返るために活用するので，ロールプレイ中は気にせず役を演じることに集中してほしい．

## 患者役

- 患者役はシナリオの患者設定でロールプレイを行う．
- 看護師とのコミュニケーションを通して自分が感じた気持ちのままに対応する．
- シナリオの患者は看護師と話ができる程度の精神状態であることを前提とする．
- 過去に自分が経験した，対応が難しい事例の解決策を探す目的で患者役を演じない．
- ディスカッション中は退席し，グループと十分に離れた場所でヘッドホンを使用して音楽を聴いて待機する．患者役が話し合いを聞いてしまうことで，その後のロールプレイ時の言動に何らかの影響を与えてしまうことを避けるためである．
- ロールプレイ再開時は前回と同じ反応をするように心がける．ロールプレイ再開の際には，誰のどのようなセリフから始まるか，ファシリテーターが指示する．
- ロールプレイの最後に患者役を体験した感想を述べる．ロールプレイのフィードバックとなる発言が望ましい．

■ **患者役を看護師が行う意味**

　このロールプレイでは患者役も重要な役割である．患者役を体験し，看護師とのコミュニケーションによって生じる患者の感情の変化に気づくことをねらいとしている．したがって，ある程度の状況をシナリオで設定しているものの患者の感情や言動を指定するものはなく，患者役は看護師役とのコミュニケーションにおいて自分が感じた気持ちのままに対応してほしい．患者役が看護師役の求める対応を推し測って演じる必要はない．

　患者役は，看護師役とのコミュニケーションによって自分の感情に何か変化が生じるのか，どのような変化が生じるのかを感じ取れるとよい．ただし，シナリオの設定は，医師から悪い知らせを伝えられたあとの場面で精神的につらい状況であると推測できる

が，看護師役と話ができる程度の精神状態であるようにする．コミュニケーション自体が進まないと，NURSE を用いたコミュニケーションの経験ができなくなる可能性がある．

　同様の理由で，過去に自分が経験した患者の困難事例の解決策を探す目的で患者役を演じないでほしい．このロールプレイの目的は"看護師役が模擬看護場面で NURSE を用いたコミュニケーションを経験すること"であることを忘れずに対応することも必要である．

### ■ロールプレイ後に感想を述べる

　ロールプレイは看護師役やファシリテーターによって予期せずに中断されるため，患者役はその進行に合わせることが必要となる．ロールプレイの再開時には，ファシリテーターに指示されたセリフから再開されるが，できるだけ中断したときと同じ反応をすることを心がけてほしい．

　再開後は中断前と同様に，患者役の感じた気持ちのままに対応する．患者役はディスカッションに加わらないため，自分の感想を述べるのはすべてのロールプレイが終了したあととなる．

　ロールプレイ中に看護師役に対して感じることもあるだろうが，「あのときこうしたらよかった」というフィードバックをするのではなく，自分が患者役を体験した感想やロールプレイをした感想を述べるようにする．患者役のフィードバックは，看護師役にとっては自分のコミュニケーションの結果と受け取られやすいため，発言には配慮が必要である．

## オブザーバー

- ディスカッションの際，オブザーバーは看護師役が聞きたい点に答えたり，意見を述べたりする．
- スキルを振り返り，習得するために積極的にディスカッションに参加する．

### ■客観的フィードバックで看護師役を支える

　オブザーバーは看護師役と患者役のロールプレイを見ながら，患者の感情を探索し表出することを促進するためにはどのようなコミュニケーションがよいのかを看護師役とともに考える役割である．

　看護師役は人前でのロールプレイに緊張しており，患者役の反応に気がつかないこともある．オブザーバーが客観的に見ていたことをフィードバックすることで，看護師役自身が自分のコミュニケーションスタイルに気づくことができる．

　また，使い慣れないスキルを活用する場合には，オブザーバーと一緒に考えた対応であることが看護師役に新たなことへ挑戦する勇気を与える要因となる．

### ■オブザーバー自身にも振り返りとなる

　オブザーバー自身もロールプレイを見て，"自分だったらどうするか"と考えることでスキルの振り返りになり，習得につながる．はじめはロールプレイを第三者的に見ていたオブザーバーも，回数を重ねるごとに身を前に乗り出し，看護師役と同じ気持ちで患者役の反応を見ていることがわかる．オブザーバーはより積極的にディスカッション

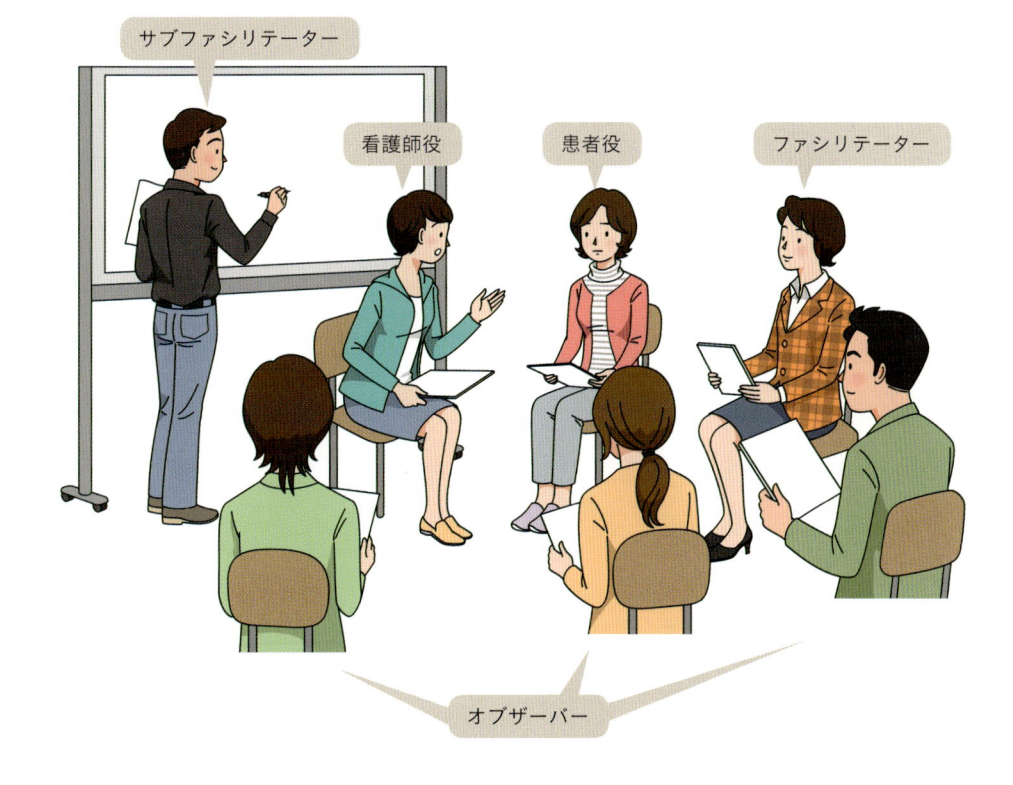

に参加することで，自分以外の看護師役のロールプレイであっても多くのことを習得することができる．

看護師役が聞きたいことや困ったことを一緒に考え，看護師役を全員で作り上げることに尽力してほしい．

### ファシリテーター

- 設定の確認をする．
- タイムをとる．
- オブザーバー全員がディスカッションに参加するよう促す．
- 振り返りを行う．

### サブファシリテーター

- サブファシリテーターはファシリテーターの補佐をする．
- ロールプレイ中の会話をホワイトボードに板書する．

## 6 ロールプレイのルール

### 秘密保持

研修の場での話し合いは研修の場だけのものとし，個人を特定するような情報は参加者以外に決して口外しない．NURSEは患者の感情を表出することを促す技法であるため，患者役や看護師役の感情に影響を与える．特に患者役を演じる参加者の家族背景や

状況がシナリオの患者と類似することがある場合は，患者役が涙を流すこともある．研修の場での個人的な情報を口外しないルールを守ることで，すべての参加者が安心してロールプレイを行える環境にすることが重要である．

### みんなで作り上げる

前述したようにこのロールプレイは看護師役のコミュニケーションスキルを評価するものではない．看護師役がオブザーバーの意見をより取り入れやすい方法でディスカッションし，参加者全員で1つのロールプレイを作り上げる．

### 参加者のコミュニケーション能力を試すものではない

看護師役は，ロールプレイ中の看護師はみんなで考えた看護師の姿であって，日常の自分ではないことを認識する．看護師役もオブザーバーからのフィードバックを否定的に受け取らず，建設的に受け止めてコミュニケーションスキルを習得してほしい．

### 患者役は，過去に対応が難しかった事例の解決策を探す目的で患者役を演じない

繰り返しとなるが，ロールプレイはあくまでもNURSEの技法を用いたコミュニケーションの経験をすることが目的である．患者役が困難事例を意図的に演じると，コミュニケーション自体が進まず，NURSEを用いたコミュニケーションの経験ができなくなる可能性がある．患者役はこれまでの経験を活かしつつ，看護師役とのコミュニケーションのなかで患者の気持ちを体験してほしい．

### フィードバックするときは，その方法に注意する

このロールプレイでは，看護師役がスキルを習得するために，オブザーバーや患者役はよりよいフィードバックを行う必要がある．看護師が患者の気持ちに配慮した言動をするように，参加者同士も互いに建設的なフィードバックをするように配慮してほしい．看護師役がロールプレイによって自分を評価されたと感じないように，フィードバックの方法には注意が必要である．次の項目で，具体的な方法を説明する．

## 7 フィードバックの方法

オブザーバーを含めた参加者は，フィードバックを行う際に以下の点に気をつける．
［評価や批判ではなく，説明的なコメントをする］
［一般論ではなく，具体的にフィードバックする］
　　　［例］よい例：患者さんが涙ぐんだときに，あなたの表情が変わらなかったので共感していたのかわかりませんでした．
　　　　　悪い例：患者さんに共感を示していませんでした．
［受け手の反応（言葉や非言語的反応）に注意を向ける］
　フィードバックが相手にどのような反応をもたらすかを知ることが大切である．
［フィードバック量を限定する］
　気づいたことすべてを述べるのではなく，受け手が対処できる量をフィードバックす

る．例えば，5つ気がついても2つか3つにとどめる．

[謙虚にフィードバックする]

　自分の意見を押し付けるのではなく，受け手が積極的にフィードバックを得ようとしたときや，特定の質問に対して助けを求めているとき，フィードバックはより効果的に受け止められる．

[人格よりも行動に焦点を当てる]

　　　[例] よい例：かなりお話しになられていたように思えました．患者さんが何か言おうとしていましたが，あなたの話に割って入っていけないようにみえました．

　　　　　悪い例：あなたはお話し好きだと思いました．

[受け取る側の利益を考える]

　フィードバックする側の欲求を満足させるものではない．

[情報を共有する態度でフィードバックをする]

　アドバイスをするというよりも一緒に考える姿勢でフィードバックをする．

（早坂 和恵）

# 3 ロールプレイの手順

## 1 ロールプレイの流れ

ロールプレイは以下のような流れで展開していく．

| 順番 | 実施すること |
|---|---|
| 1 | ファシリテーターは看護師役と患者役の順番とシナリオ事例を決定する<br>【できるだけ配慮すること】<br>・看護師役・患者役の組み合わせが一緒にならないようにする<br>・同じ事例にあたらないようにする　　※組み合わせ例あり（→ p.113）<br>・ファシリテーターと看護師役をする参加者が近い関係にならないようにする |
| 2 | ファシリテーターは参加者にロールプレイの目的と状況設定を伝える |
| 3 | オブザーバーにフィードバックの方法の復習を促す |
| 4 | 患者役には「ロールプレイの最後に患者役を行った感想を質問する」ことを必ず伝える |
| 5 | ファシリテーターがシナリオを読み，参加者は場面設定のイメージをつける |
| 6 | 看護師役の名前を決定する |
| 7 | 看護師役と患者役の準備完了を確認する |
| 8 | ロールプレイを開始する<br>・1回目のロールプレイは看護師役から始める |
| 9 | タイムをとる<br>・第1回・第2回ロールプレイの始まりは細かくタイムをとり，基本的なコミュニケーションを振り返る |
| 10 | 看護師役，患者役から降ろす |
| 11 | 患者役は離れたところで音楽を聴いているよう促す |
| 12 | 看護師役はオブザーバーとディスカッションを行う<br>・看護師役の気持ちを聞く<br>・看護師役にNURSEの視点で振り返りを促す<br>・看護師役の疑問点をファシリテーターがまとめる<br>・看護師役にオブザーバーに意見を聞くことについて許可を得る<br>・オブザーバーに意見を聞く（2～3人の意見にとどめる）<br>・オブザーバーの意見をまとめて看護師役にフィードバックする<br>・看護師役に意見を聞く |
| 13 | ロールプレイを再開する場面を看護師役と決定し，患者役に伝える |
| 14 | ロールプレイを再開する |
| 15 | タイムをとる（2回目） |
| 16 | 以下10～13を繰り返す |
| 17 | ロールプレイを再開する<br>時間が少なくなった場合は，最後のロールプレイになることを伝える |

（つづく）

(つづき)

| 順番 | 実施すること |
|---|---|
| 18 | タイムをとる |
| 19 | 看護師役,患者役から降ろす |
| 20 | 看護師役を行った感想を聞く |
| 21 | 患者役を行った感想を聞く |
| 22 | ファシリテーターはロールプレイを振り返り,まとめをする |
| 23 | サブファシリテーターがコメントをする |
| 24 | ロールプレイを終了する |

# 2 シナリオ事例

## 事例に関する注意事項

- ロールプレイでは,同じ事例を2回使うこともあるが,前回のロールプレイの展開を意識しなくてよい.事例が同じであっても,患者役を演じる人が替わることでロールプレイの展開は変わるものである.臨床でも患者によってニーズが異なるのと同様に,事例が同じであっても患者役が感じる感情には個別性があり,個々に対応することの重要性を実感できると考える.
- 事例にはロールプレイの振り返りを助けるための視点を解説しているが,この視点に限らずに自由にディスカッションをしてほしい.コミュニケーションは正解や不正解といった答えがあるものではなく,人によって感じることや対応が異なるように多様性のあるものである.
- シナリオは患者役・家族役を演じる参加者の性別に合わせて事例を変更してかまわない.

## 振り返りの視点

- 入室から話を聴き始めるまでのロールプレイでは特に,基本的なコミュニケーションスキルが実践されているかを確認する.
- どの事例でも共通する重要な視点は,患者や家族の思いや感情に着目したコミュニケーションができているかどうかである.そのヒントとして次のようなことに気をつける.
  ・着目した患者や家族の思いや感情は,看護師が一方的に推測したものではなく患者自身によって語られているかどうか.
  ・看護師役があらかじめロールプレイの道筋を決めていて,それに合わせてコミュニケーションを誘導しすぎていないか.
  ・今後の支援を考えるための情報収集や現状の理解の確認だけで終わっていないか.
  ・看護師役が説明的になりすぎて,患者役や家族役の感情表出が妨げられていないか.

筆者の施設で実際にロールプレイで使用している事例を次頁以降の事例1～3に示す.

(早坂 和恵)

### 事例 1

■ 再発で治療ができないと告知された患者とのコミュニケーション

**氏名**：千葉松子
**年齢**：49 歳
**性別**：女性
**職業**：なし，専業主婦
**家族背景**：夫 52 歳，長男 22 歳，次男 17 歳，三男 13 歳と 5 人暮らし
**診断名**：胃がん再発，肝臓・胆管・腹膜播種

　3 年前に胃がんのため胃切除術を受けた．その後，医師より「がんはすべて取りきれた」と説明を受けていた．しかし 3 週間前より左背部痛と腹痛，嘔気が出現し痛みも増強してきたため急遽 N 病院を受診し入院となる．

　入院後 1 週間が経過しており，精密検査を受けている．検査の結果，胃がんの再発で肝臓・胆管に転移しており，肝機能も悪化，昨日医師から患者に再発であり，これ以上の治療はできないということが告げられた．

▶ ロールプレイスタート：個室の病室に看護師が入室するところから始める．

## 事例 2

■ 夫の希望に適わない現状を医師から告知された妻とのコミュニケーション

**氏名**：加藤優子
**年齢**：43 歳
**性別**：女性
**職業**：なし，専業主婦
**家族背景**：夫（50 歳，会社役員），息子（20 歳，大学生），娘（18 歳，高校生）
**夫の診断名**：胃がん，腹膜播種，肝臓転移

　夫がスキルス胃がんと診断される．医師から夫には診断名と今後の化学療法についての説明はされている．夫からは「治癒して仕事に戻りたい」と前向きな言葉が聞かれる．しかし，精査後，担当医から妻に「転移が進んでおり，手のつけようのない状態である．抗がん剤治療で数か月延命することしかできない」と説明された．翌日病室前の廊下で泣いている妻を発見し，面談室に連れてきた．看護師は，担当医との面談内容の情報は得ていた．

▶ロールプレイスタート：廊下で妻が泣いているところに声をかけ，面談室に誘導するところから始める．

## 事例 3

■ 永久人工肛門になることを手術 3 日前に医師から告知された患者とのコミュニケーション

**患者名**：藤原典子
**年齢**：32 歳
**性別**：女性
**職業**：教師
**家族背景**：1 人暮らし．60 歳代の両親がいる．
**診断名**：直腸がん

X 年 4 月より腹痛が出現していたが放置していた．翌年 2 月に下血があったため近医を受診し，検査の結果，直腸がんで手術が必要であると説明された．外来では，一時的人工肛門か，永久人工肛門になるかは，今後の検査などで決定すると説明を受け，同年 3 月に入院．入院後の精査で，病変が肛門に近いことから手術方法は永久人工肛門と決定し，手術 3 日前に手術方法の説明を受けた．説明の場に看護師が同席できなかったが，医師から，「説明の際，本人も両親も涙を流していたが，質問などはなかった」と聞いている．

▶ロールプレイスタート：個室の病室に看護師が入室するところから始める．

# 付　章

# NURSEを用いた
# コミュニケーションスキル
# 研修を行うために

# 1 コミュニケーションスキル研修の企画・運営

本章では，NURSE を用いたコミュニケーションスキル研修，およびロールプレイを行う際に必要な役割とその実際についての解説と，研修を企画する際の注意点などについて，主に研修を企画する側の視点から解説する．「第5章　NURSE を使いこなすためのロールプレイ」(→ p.91)とあわせて，研修を企画する際の参考としてほしい．

## 1 コミュニケーションスキル研修の内容

筆者の施設で行っている研修をもとに，研修の流れと内容についてポイントをまとめていく．

### 1 研修の流れの例

- 60分　「コミュニケーションスキル」についての講義(質疑応答含め)…1
- 　　　（10～15分休憩）
- 30分　ロールプレイについてのオリエンテーション…2
- 　　　各グループに分かれて自己紹介・スケジュール確認…3
- 60分　1回目ロールプレイ　(日程やグループ数によって45～50分に短縮可能)…4
- 　　　（10～15分休憩）…5
- 60分　2回目ロールプレイ
- 　　　（60分昼食）…6
- 60分　3回目ロールプレイ
- 　　　（10～15分休憩）
- 60分　4回目ロールプレイ
- 　　　（10～15分休憩）
- 60分　5回目ロールプレイ
- 　　　（10～15分休憩）
- 60分　6回目ロールプレイ
- 　　　（10～15分休憩）
- 60分　ロールプレイ全体の振り返り…7

#### 1 「コミュニケーションスキル」についての講義(60分)

コミュニケーションに関すること，コミュニケーションスキルに関すること(第1章,第2章の内容)，NURSE を用いたコミュニケーションスキルについて丁寧にできる限り

事例を用いて具体的に説明する(第3章,第4章の内容).この研修は講義でポイントを説明し,ロールプレイで内容を理解するというステップであることも説明する.

## 2 ロールプレイについてのオリエンテーション(30分)

実際にロールプレイを行う前に,ロールプレイの目的,それぞれの役割の説明を行う(詳細については第5章 p.97〜101を参照).

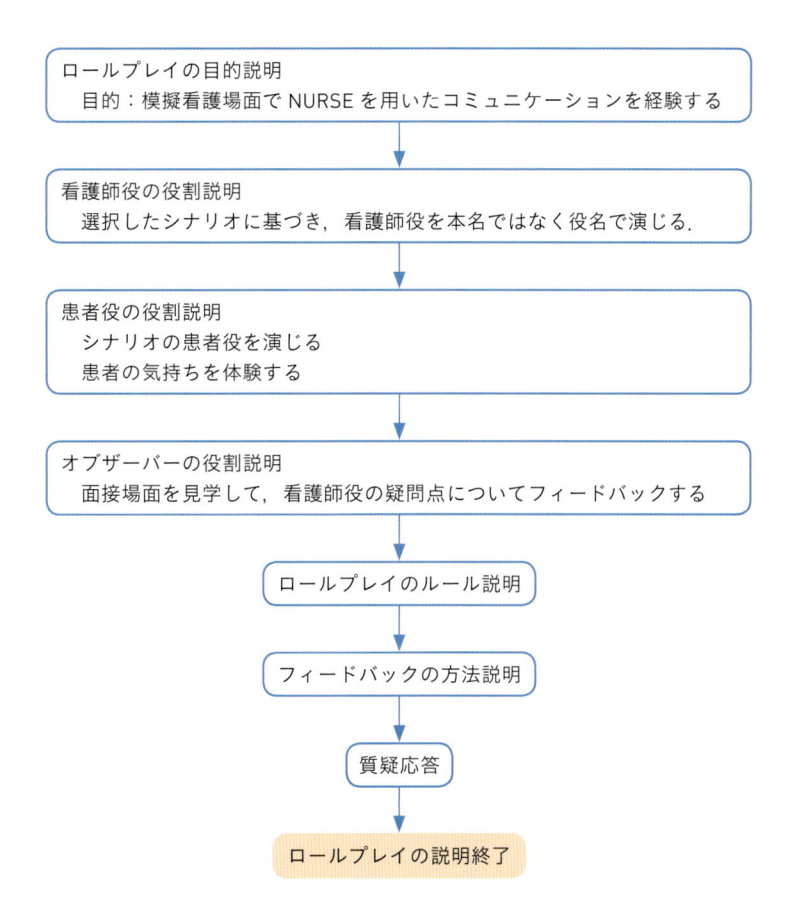

```
ロールプレイの目的説明
   目的:模擬看護場面で NURSE を用いたコミュニケーションを経験する
         ↓
看護師役の役割説明
   選択したシナリオに基づき,看護師役を本名ではなく役名で演じる.
         ↓
患者役の役割説明
   シナリオの患者役を演じる
   患者の気持ちを体験する
         ↓
オブザーバーの役割説明
   面接場面を見学して,看護師役の疑問点についてフィードバックする
         ↓
ロールプレイのルール説明
         ↓
フィードバックの方法説明
         ↓
質疑応答
         ↓
ロールプレイの説明終了
```

## 3 各グループに分かれて自己紹介・スケジュール確認

[自己紹介の目的]

ロールプレイや他の参加者・ファシリテーターに対する緊張の緩和と,グループの凝集性および協調性の向上.

- グループで集まったら全員の顔が見えるよう椅子を丸く配置する.
- ファシリテーターとサブファシリテーターを担当することの挨拶を行う.
- 1人ずつ自己紹介を行う(まず,ファシリテーターから自己紹介を行い,右回りや左回りで1周する).
- 自己紹介内容例:名前・勤務場所・研修に参加した理由(研修に期待することなどでもよい)・今熱中していることなど仕事と関係ないことも1つ入れると緊張緩和につな

がる(1人2～3分程度とする).
- 参加者の一覧表・スケジュール表を全員で見て,スケジュールを確認する.
- 事例の読み合わせを行い,事例の設定の確認をしたうえで質疑応答を行う(男性の参加者がいる場合,患者名を男性に読み替えることを説明する).

### 4 1回目ロールプレイ(60分:日程やグループ数によって45～50分に短縮可能)

- ロールプレイの実際の流れは,「ロールプレイの実際」を参照(→p.122).

### 5 休憩(10～15分)

- 休憩時間をきちんと確保することは大切である.ロールプレイに集中しているとのどが渇いたり,少し甘いものが食べたくなるものである.普段の研修とは違って,飲みものやちょっとしたお菓子類などを用意したり,各自で持参したり,リラックスできる雰囲気をつくることでロールプレイがよりよいものになる.

### 6 昼食(60分)

- 昼食は各自で食べるのでもよいが,可能であれば全員でいろいろなことを話しながら食べることができれば,グループの凝集性や協調性を向上させることができる.

### 7 ロールプレイ全体の振り返り(60分)

- 最後に行う振り返りは全員で集まり,1人ずつどんなことを学んだか,どんなことを感じたのか,看護師役,患者役をやってみての感想など自由に発言してもらう.その際にはファシリテーターたちも感じたことを発言する.

# 2 コミュニケーションスキル研修の企画・運営

## 1 事前準備

### 講義の必要物品

[机・椅子(人数分)]
- 講義のあとにロールプレイを行うため,広い部屋を準備できるのであれば,すべてのセッティングをしておいたほうが机や椅子の移動などが最小限で済み,時間を有効に使える.

[PC・プロジェクター・マイクなど(講義の場所や人数など環境に合わせて)]
[資料(参加メンバー分+ファシリテーター分を忘れずに)]
　　(①～⑦は資料順番の例)
　　① 参加者の一覧表(グループ分け・順番の割り振り)
　　② スケジュール表

③　基本的なコミュニケーションスキルの解説（第2章参照）
　　④　NURSE の解説（第3章参照）
　　⑤　ロールプレイの手順
　　⑥　役割のルール
　　⑦　シナリオ
- 参加者の順番決めのポイント
・看護師役の順番を第1に考慮する．同じ事例が2回続いてしまったとしても，演じる人たちによって全く違う展開になるため，まずは看護師役の順番を決める．
・看護師役の順番は「コミュニケーションが苦手」と思われる人（例：経験年数の短い看護師，同僚などからの評価）から始めるとよい（1～2回目のロールプレイは，こまめにタイムを入れて基本的スキルを振り返りながら行うことなどから，ロールプレイで感じがちな「自分の日ごろのコミュニケーションスキルが評価される」という気持ちが生じにくい）．
・看護師役で経験した事例と患者役で経験した事例が重ならないように工夫する（役割の組み合わせの1例を参照）．

## 2 ロールプレイの構成

### 1 ロールプレイで必要な人数

　ロールプレイを行うには，1グループ参加者5～6名で看護師役1名，患者役1名，オブザーバー3～4名，進行役ファシリテーター1名，サブファシリテーター1名の合計7～8名が必要である．

- 看護師役：1名
- 患者役：1名 ── 参加者
- オブザーバー：3～4名
- ファシリテーター：1名 ── 進行役
- サブファシリテーター：1名

### 2 役割の組み合わせの1例

- 事例3つ，1グループの参加者6名（ファシリテーター2名）の場合

|  | 事例 | 看護師役 | 患者役 | オブザーバー | ファシリテーター | サブファシリテーター |
|---|---|---|---|---|---|---|
| 1回目 | I | 1 | 3 | 2, 4, 5, 6 | A | B |
| 2回目 | II | 2 | 4 | 1, 3, 5, 6 | B | A |
| 3回目 | III | 3 | 5 | 1, 2, 4, 6 | A | B |
| 4回目 | III | 4 | 6 | 1, 2, 3, 5 | B | A |
| 5回目 | II | 5 | 1 | 2, 3, 4, 6 | A | B |
| 6回目 | I | 6 | 2 | 1, 3, 4, 5 | B | A |

※事例IIIが続くが，経験する事例が重ならないことのほうが重要で，患者役には前回のものを意識せずに演じてもらえば，展開の異なるロールプレイになるため問題ない．

## 3 タイムスケジュール

[ロールプレイ　1回60分　休憩15分]

- このスケジュールで行う場合，1日半～2日に分けたほうがよい．
- NURSEを用いたロールプレイは60分を基本としている．
- 時間配分としては

　　5分：挨拶・事例の読み合わせ・看護師名の確認・設定の確認など
　　10分：ロールプレイ①・ディスカッション
　　10分：ロールプレイ②・ディスカッション
　　10分：ロールプレイ③・ディスカッション
　　10分：ロールプレイ④・ディスカッション
　　15分：全体の振り返り（看護師役をやってみての感想，患者役をやってみての感想，全体を通しての技法の確認，ファシリテーター・サブファシリテーターからの意見など）
　　※振り返りの時間を10分とし，ロールプレイとディスカッションの時間をより長めに確保する方法もある

　本番では上記のように正確に時間を割り振ることはできず，ディスカッションが長引く場合もあれば，タイムを細かく入れて振り返る場合もある．

　筆者の経験では，60分のロールプレイは45分のロールプレイに比べて，実際の患者では聞くことをためらってしまうようなこと（例えば死のことなど）を思い切って聞いてみる機会を作ることができたり，スムーズに会話が進んだ場面であっても，別の技法を用いて「別バージョン」をやってみたりなど，やりとりをより深めることができる．このため，初めてNURSEによるコミュニケーションスキル研修を体験する人たちには60分のロールプレイを勧めたい．

　しかし，時間の制約で45～50分のロールプレイとなってしまう場合でも，回数を重ねていけば早い段階から技法を確かめたり，ディスカッションを深めたりすることも可能となる．

　研修日程の都合や，時間の配分だけで研修を企画するのではなく，60分のロールプレイと短縮版のロールプレイの両方の違いをふまえ，どのような学びを得てほしいのかを考えたうえで研修を計画することが大切である．

# 3 実施にあたっての準備

## 1 ロールプレイの必要物品

（以下のものはグループごとに必要となる）．

[椅子（ファシリテーター，サブファシリテーターを含めた人数分）]
[患者役の待機用机と椅子1セット]
[ホワイトボード]

- 1グループにつき，できれば2台あったほうがよい．全体を見渡すことが容易にな

ることと，サブファシリテーターが会話を記入する際に字の大きさや書く場所などを気にしていると集中できないことがあるためである．1台しか用意できなければそれでもよいが，裏返すタイプのものは全体を振り返ることができないので裏面は使わないほうがよい．

[ ホワイトボードマーカー（黒，赤，青の3色．予備も含め本数は多めに）]
- NURSEの技法の区別や話し合いの内容（患者役の気持ちや看護師役の考え方など）を色分けし，見やすくするために3色程度は用意したほうがよい．色分けは話し合いの際に見やすくするためのもので，色ごとの決まりごとなどを厳密に決めてしまうと，サブファシリテーターの負担が大きくなる（色分けに気をとられて会話に集中できないなど）．

[ ヘッドホン ]
- 話し合いのときの会話が聞こえないようにするためのもので，イヤホンでもよいが両耳を覆うものがよい．

[ CDプレーヤー or 携帯音楽プレーヤー ]
- CDラジカセでもよいが患者役の待機場所に電源コンセントがあるかを確認する．充電式のものは事前に充電しておく．

[ 音楽 ]
- クラシックや環境音楽などがよい．なければ歌詞が入っている曲でもよいが，できれば日本語以外のものが好ましく，特定の感情を惹起させるようなものは避ける．

## 2 レイアウト例

- 会場のレイアウトは以下を参照．

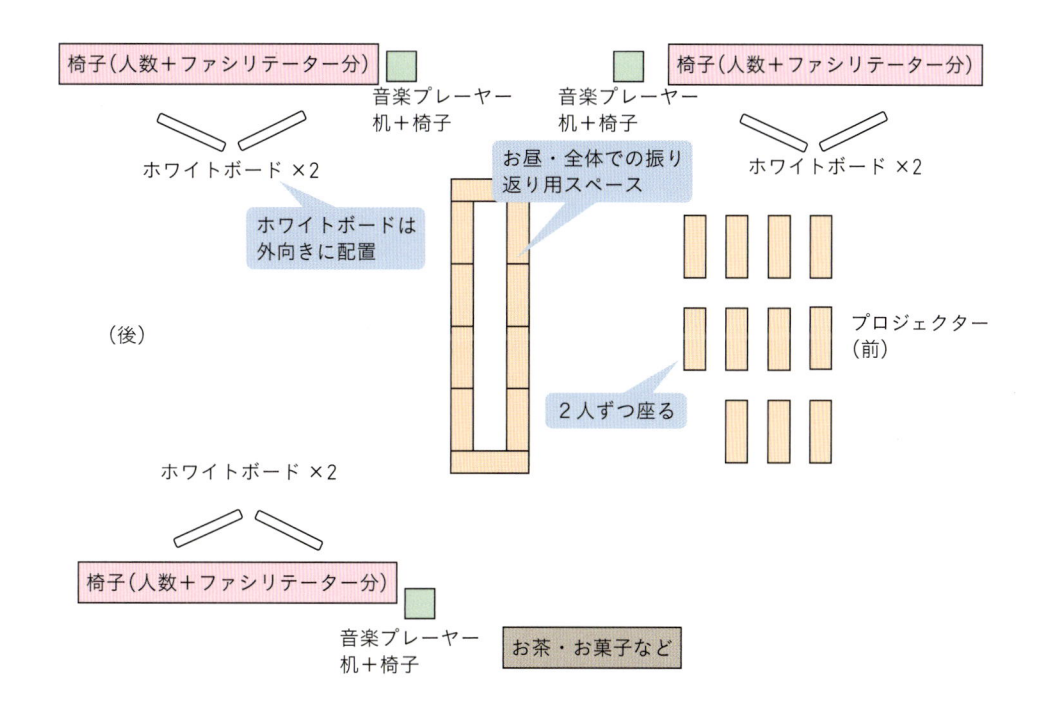

# 3 ロールプレイをよりよいものにするために

### 秘密保持
　この場での話し合いはこの場だけのものとし，個人を特定するような情報は参加者以外に決して口外しない．

### 看護師役の評価をする場ではない
　ロールプレイは，看護師役の1人が評価されるという印象を受けやすいが，オブザーバー役の意見を看護師役がより取り入れやすい方法でディスカッションし，1つのものを作りあげていくものである．ロールプレイ中の看護師は，みんなで考えた看護師の姿であって，日常の自分ではない．

### ロールプレイはみんなで作りあげていくもの
　ロールプレイは看護師のコミュニケーション能力を試すものではなく，みんなで作りあげていくものである．

（中林 友美）

# 2 ファシリテーターの役割

## 1 ファシリテーターの役割と注意点

### 1 ファシリテーターとは

ファシリテーター(facilitator)とは，促進者を意味する言葉であり，効果的なロールプレイを行うための進行役として大切な存在である．本書で紹介しているNURSEを用いたコミュニケーションスキルのロールプレイを行う際にも，ファシリテーターが重要な役割を担っている．

### 2 ファシリテーターの役割を担う際の注意点

ファシリテーター・サブファシリテーターの役割を担う人は以下に注意する．

- NURSEを用いたコミュニケーションスキルについて習熟していること(NURSEを用いたコミュニケーションスキルを学び，そのスキルを用いて日ごろの看護や人間関係にも応用し，このスキルのよさを実感できている人)．
- 講義も含めた研修全体を企画し，そのスケジュール作りも行う．
- 1回の研修でのロールプレイのグループをいくつにするかによってファシリテーターの人数は違ってくるが，2〜3グループであれば6人程度は必要である．
- ファシリテーターとサブファシリテーターは交代で行うことが多いが，ファシリテーターとしてまだ自信がもてない場合には，サブファシリテーターを何回か経験し，ファシリテーターの方法を学ぶ．
- ファシリテーターのスキルアップのために，ファシリテーターの練習のためと割り切ったロールプレイを企画し，実行する．

#### 1 1回目のファシリテーターのコツ

- 基本的なコミュニケーションスキルの確認を含めるため，はじめは短めにロールプレイを中断し，ディスカッションを行う．
- 特に，1回目はロールプレイに対して嫌な印象を与えないように，看護師役のよいところを意図的にオブザーバーに述べてもらい，明るい雰囲気を心がける．

#### 2 ファシリテーターが先生にならないためのコツ

- オブザーバーや看護師役が，ファシリテーターに向かって1対1で話している状況

が続く場合は，意図的に目を合さないようにするか「皆さんに向かって話してください」などと言って，1対1の状況を避ける．

### 3 ファシリテーターと看護師役の関係を考慮

- ファシリテーターと看護師役が親しい場合や，部署内の上司と部下の関係の場合は，担当を外れたり，サブファシリテーターに代わるなどして，直接対応することを避ける．

### 4 ディスカッションのコツ

- ファシリテーターは看護師役やオブザーバー役に対してNURSEを活用して対応するとディスカッションを進めやすい．

### 5 説明や問題解決にやりとりが集中した場合

- それぞれの事例では，家族との関係，告知の問題，ストーマの知識などの説明や問題解決にやりとりが集中してしまうことがある．その際には，ファシリテーターが感情を聞くことができたか質問したり，患者の感情に関する言葉を拾い上げて投げかけたりする．
- ロールプレイは会話を続けていくだけでなく，気になった言葉に戻ってもう一度やり直してみるということができる．同じ場面を別のアプローチ（例えば最初はExploringでやってみる，その後Respectingでやってみるなど）で違う展開になることを試してみるのもよい．実際の患者には絶対にできないが，ロールプレイであればできることを保証することも大切である．
- もともとのコミュニケーション能力が高い人は難なくできてしまうことがあるが，そのような場合は普段使わない技法にあえて挑戦してもらったり，いつもは使わないような言い回しを試してもらったりするとよい．

## 2 ロールプレイ運営の実際

### 1 事前準備

- タイムスケジュールの計画（→ p.110）
- それぞれの役割が重ならないようにスケジューリング（→ p.113）
- 必要物品の準備（→ p.112）

### 2 ファシリテーターの役割

#### ①設定の確認

- ロールプレイ開始時にシナリオ，患者役の設定を確認する．

②**タイムをとる**
- 初回のロールプレイでは看護師役は非常に緊張しているため，ロールプレイが始まり，挨拶して導入のあたりで一度タイムをとる．ここで技法の振り返りをする．
- 看護師役がタイムをとった場合，何に困ったかなどその理由を聞いてみる．
- どんなところに困っているか，次はどのように進めていこうと思っているか確認する．
- 毎回ロールプレイの終了時に「役を降りる」ことを告げ，ロールプレイ上の役割を演じており，日頃の自分ではないことを意識させる．

③**オブザーバー全員がディスカッションに参加できるように促す**
- オブザーバーに意見を求める際には，看護師役に確認してから行う．
- オブザーバーから意見をもらったときは，意見を総括し，その方法や案のなかから看護師役に選択してもらう．

④**振り返りを行う**
- ロールプレイの終了時間の 10〜15 分前に終了し，振り返りをする．
- 最後のまとめのときには，
1) 看護師役をやってみての感想
2) 患者役をやってみての感想
3) ファシリテーターの振り返り
4) サブファシリテーターの振り返り

の順で振り返りを行う．オブザーバーからはディスカッション内で意見をもらっているので，振り返りのときには意見をもらわない．

## 3 サブファシリテーターの役割

①**ファシリテーターの補佐をする**
- ファシリテーターが進行に行き詰まったと感じ，ファシリテーターから意見を求められたときにコメントをする．

②**ホワイトボードに板書する（図1，表1）**
- ホワイトボードの左上に開始時間と終了時間，事例，患者役名，看護師役名，設定を記入する．
- 会話のすべてを板書しようとは思わなくてよい．内容を要約するのではなく，感情を表現している言葉をそのまま書くようにすると振り返りのときに場面を思い出しやすい．感情が出てきたところに線を引くなど強調する．色に関しては特に決まりはなく，わかりやすい板書を心がける．
- タイムごとに内容を線で区切ってわかりやすくする．
- 会話の部分に NURSE の技法を記入する．
- 話し合いの内容は，患者役にわからないようにする．見えないように隠したり，消したりする．

1回目　○○：○○〜○○：○○
事例1
Pt ： 千葉松子
Ns ： 前田Ns
プライマリーで個室

　　　　　　　　　　　　　　　　　　　　　ロールプレイ開始前に記入

Ns：（トントン）
Pt：はい．
Ns：失礼します．千葉さん，おはようございます．担当します前田です．よろしくお願いします．
　　昨日は眠れましたか？
Pt：う〜ん，あんまり…

――――――――――――――――――――――――――――――――――――

Ns：ご気分はいかがですか．
Pt：そうですね…　あまりよくはないです．昨日眠れなかったんで…　← つらいことを確認する
Ns：そうですか…

　　　　　　　　　　　　　　　　　　　次のロールプレイに移る際には、
　　　　　　　　　　　　　　　　　　　どこから始めるかを黒い線で仕切る

――――――――――――――――――――――――――――――――――――

Ns：あまり調子がよくないのですね．痛み止めのお薬とか，何か持ってきましょうか．ⓈS
　　我慢しないでほしいです．
Pt：そうですか．じゃあ，痛み止めを持ってきてもらえますか．おなかが痛いので…
Ns：わかりました．すぐに持ってきますのでこちらでお待ちくださいね．

　　　　　　　　　　　　　　　　　　　Supporting のことを略して
　　　　　　　　　　　　　　　　　　　このように書くことがあります

→　先ほど眠れなかったとおっしゃっていましたが，詳しく教えていただけますか？ ⒺE

――――――――――――――――――――――――――――――――――――

（痛み止めを持ってきて内服し，しばらくたってから）
Ns：（トントン）失礼します．その後痛みはどうですか．薬は効きましたか？
Pt：そうですね．だいぶ落ち着きました．
Ns：それはよかったです．先ほど，昨日眠れなかったとおっしゃっていたことについて詳しく
　　お聞きしたいのですが，大丈夫ですか？
Pt：わかりました…　ご存じかもしれませんが，昨日，先生から「もう治らない」と言われて…
　　主人が話を一緒に聞いてくれたんですが，子どもたちのこともあってそのあと帰ってしまっ
　　て…　いつも主人に話を聞いてもらっていたのに，昨日は1人で考えなくちゃいけなくて…
　　いろいろなことを考えていたら不安が押し寄せてきて…　でも，しっかりしなくちゃ，とか…
　　いつの間にか外が明るくなっていました…
Ns：そうですか…　それはつらかったですね… ⓃN

**図1** サブファシリテーターのホワイトボード記入例

**表1** ホワイトボード記入時の注意点

| | |
|---|---|
| 早口の場合 | 話の内容を一言一句書き取ることは難しい．会話がゆっくりであれば追うこともできるが，早口の場合は，例えば<br><br>「ご存じかも」「先生から『もう治らない』」「主人が一緒に」「帰ってしまった」「主人に聞いてもらっていた」「1人で考えなくちゃ」「不安が押し寄せて…」「外が明るく」<br><br>くらいに書いておいて，あとで穴埋めのように書き加えていく方法がある． |
| 声が小さいなどで聞き取れなかった場合 | どうしても声が小さいなどの理由で聞き取れなかった場合には，空白にしておいてタイムのあとに，オブザーバーやファシリテーター，看護師役に聞いてもよい．<br>大事なキーワードは覚えていることが多く，前後の文脈が書いてあれば思い出しやすい． |
| 要約をしない，解釈を含めない | 要約ではなく，聞こえた言葉をとらえて記入すること．要約にしてしまうと「その人の言葉」ではなく，サブファシリテーターの解釈が入ってしまう．会話のなかで聞いた言葉以外では振り返りの材料にならないので注意する． |

（中林 友美）

# 3 ロールプレイの実際

## 1 誌上ロールプレイ

　本項では，実際のロールプレイの場面を誌上で再現することで，ロールプレイの一通りの流れ，ファシリテーターやサブファシリテーターのかかわり方などを具体的にイメージできるようまとめた．

　ただし，ロールプレイはたとえ同じ事例であっても，参加者や場の雰囲気などによって同じ流れになることは決してないので，あくまでも流れをつかむための一例として参考にしてほしい．

### 参加者

- ファシリテーター(F)
- サブファシリテーター(S)
- 看護師役
- 患者役
- オブザーバー1 (O1)
- オブザーバー2 (O2)
- オブザーバー3 (O3)

### 1 ロールプレイの開始

**F**　それでは，1回目のロールプレイを始めます．この回のファシリテーターは田中が担当します．よろしくお願いします．

**S**　サブファシリテーターは鈴木が担当します．よろしくお願いします．
(Sは，ホワイトボードの左上に開始時間と終了時間を記載する)

**F**　患者役の方と看護師役の方は椅子を持ってこちらのほうに来てください．残りの方はオブザーバーです．ロールプレイが見やすい位置に座ってください．看護師役の方は椅子の位置はここでよいですか．調整してください．場所が落ち着いたようですので，始めましょう．
まず事例Iでロールプレイを行います．先ほど読み合わせをしましたが，もう一度読んで設定を確認しましょう(事例Iを読み合わせる)．よろしいでしょうか．では，看護師役の方，ロールプレイ上の名前は何

|||にしますか？|
|---|---|---|
|看護師役||そうですね，前田にします．|
|F||わかりました．前田ナースですね．患者役は千葉松子さんです．ホワイトボードにも書いてありますが，前田ナースは千葉さんのプライマリーで個室の設定です．時間帯はいつがいいですか？ 朝，初めて訪室する場面でもいいですし，検温のあとに改めて訪室する場面でもいいです．|
|看護師役||そうですね…．朝，初めて訪室する場面にします．|
|F||わかりました．それでは，訪室する場面ですので，ドアをノックするところから始めてください．1回目は技法を細かく確認するのでタイムをとらせていただくことが多いのですが，看護師役はいつでもタイムをとることができますので，困ったときは「タイム」と声をかけてくださいね．それでは，前田ナースの準備ができたところで始めましょう．|
|前田Ns||(立ってドアをノックするふりをしながら)トントン．|
|千葉さん||はい．|
|前田Ns||失礼します．千葉さん，おはようございます．本日担当します前田です．よろしくお願いします．千葉さん，昨日は眠れましたか？|
|千葉さん||う～ん，あんまり…．|
|前田Ns||そうですか…．えーと…，ちょっとタイムをとってもいいですか．|

## 2 役を降りてのディスカッション

|||
|---|---|
|F|もちろんです．では，一旦看護師役と患者役の役を降りていただいて，ディスカッションをしましょう．患者役の方はあちらの場所に行っていただいて，ヘッドホンで音楽を聴いていてください．|
||(Sが患者役を案内し，音楽プレーヤーの操作を行う)|
||(患者役がヘッドホンをしたことを確認してから)|
|F|それでは話し合いを始めましょう．タイムをとった理由から教えていただけますか．|
|看護師役|いつもの感じで軽く「眠れましたか？」と聞いてしまって，でも「あんまり眠れなかった」と言われて，そのあとどう続けていいか，頭が真っ白になってしまったんです．|
|F|そうですか，わかりました．最初ですから緊張するのは当然ですよ．それでは，オブザーバーの方々と一緒に最初の部分から振り返ってみましょう．|
||(みんなでホワイトボードを見て流れを確認する)|
||(オブザーバーに向かって)患者さんの部屋に入ってくる場面で気づいた|

| | |
|---|---|
| O1 | ところはありますか． |
| | 前田ナースは部屋に入ってくるときにきちんと千葉さんの反応を見てから入っていて，しっかり挨拶もできていてよかったと思います． |
| F | ほかの方はどうですか． |
| O2 | そうですね，私もとても自然でよかったと思います． |
| F | そうですか．みなさんは導入のところはよかったと言っていますよ． |
| 看護師役 | よかった～． |
| F | 今のところですが，講義で習った「基本的なコミュニケーションスキル」の「聴くための準備をする」のところを見てください．しっかりできていますね． |
| | (オブザーバーがそれぞれうなずく) |
| 看護師役 | 頭は真っ白で意識していなかったけど，できててよかったです～． |
| F | そのあとですが，前田ナースは「昨日は眠れましたか」と唐突に聞いてしまった，と言っていました．千葉さんが「う～ん，あんまり…」と言ったのでそのあとの続きに困ってしまったんですね． |
| 看護師役 | そうです． |
| F | オブザーバーの方から何か意見はありますか． |
| O2 | 私も普段，流れで「眠れましたか」って聞いてしまうけれど，改めて考えたことはなかったです(笑)． |
| F | そうですよね．前田ナースとしては，何を聞きたかったんでしょうね． |
| 看護師役 | いきなり「眠れましたか」ではなくて，ほかの言葉にしてみたいんですけど，どうでしょう． |
| F | そうですね．オブザーバーの方々どうでしょう？ |
| O3 | 千葉さんは昨日医師から再発でこれ以上の治療はできないと言われたんですよね．たぶん，眠れなかったんじゃないかな． |
| O1 | 私も眠れなかったんじゃないかなと思います．だから，眠れたか，とかを聞くのではなく，別の聞き方がいいんじゃないかな． |
| F | 具体的にどうでしょうか． |
| O1 | そうですね…．難しいですね…． |
| F | それでは，また講義の資料を確認してみましょう．**オープンクエスチョン例文**というのがありますね． |
| O1 | 「ご気分はいかがですか」とか？ |
| F | (看護師役に向かって)どうでしょう？ |
| 看護師役 | そうですね…．ますますどう返事をしていいかわからないかもしれないですけど． |
| F | そのときはまたタイムをとってください．それでは，やってみましょうか． |
| 看護師役 | はい． |

| F | 最初の導入部分はもう大丈夫ですか？ |
| 看護師役 | はい，大丈夫です． |

## 3 ディスカッションをふまえての再チャレンジ

| F | では，挨拶の部分からにしましょうか． |
| 看護師役 | はい． |
| | (Sが患者役をよんでくる) |
| F | (患者役に向かって)お待たせしました．それでは，前田ナースと千葉さんの役に戻っていただいて始めたいと思います．部屋に入ってきたところで前田ナースが「千葉さんおはようございます」と挨拶を始めるところからにしますね．では，始めましょう． |

| 前田Ns | 千葉さん，おはようございます．本日担当します前田です．よろしくお願いします．千葉さん，ご気分はいかがですか． |
| 千葉さん | そうですね…．あまりよくはないです．昨日眠れなかったんで…． |
| 前田Ns | そうですか…．えーと…．あー，すいません，またタイムいいですか． |

| F | それでは，それぞれ役を降りていただいて，また患者役の方はあちらにお願いします． |
| | (Sがサポートする) |
| 看護師役 | すみません…．答えに詰まっちゃって…． |
| F | そうですよね．最初ですから1つずつやっていきましょう．そのほうが勉強になります． |
| | オブザーバーの方々は見ていて何か意見はありますか． |
| O1 | **オープンクエスチョン**で聞いたのはよかったと思います．気分はあまりよくないし，眠れなかったということがわかったし． |
| O2 | 結局，つらいということですよね．そんな状態なのにいろいろ聞くのは千葉さんがかわいそうかなと思うんですが…． |
| 看護師役 | 確かに．どうしましょう． |
| F | どうでしょう． |
| | (オブザーバーを見渡す) |
| O3 | 普通だったら気分がよくないことを確認したらその内容を具体的に聞いて，対応を考えると思うんですけど…． |
| F | ロールプレイだからといって，患者さんの苦痛を無視して話を続けていいということではないんです．その点を確認してみましょうか． |
| 看護師役 | そうなんですね．そしたら，千葉さんのつらいところを明らかにして，その対処を提案してみます． |

## 4 NURSE の技法の確認

| | |
|---|---|
| F | では，やってみますか．「千葉さん，ご気分はいかがですか」のところからでいいですか． |
| 看護師役 | はい． |
| | (S が患者役に声をかけに行く) |
| F | (患者役に向かって)お待たせしました．それでは，前田ナースと千葉さんの役に戻っていただいて始めたいと思います．先ほどの場面で前田ナースが「千葉さん，ご気分はいかがですか」と言ったら，千葉さんが「そうですね…あまりよくはないです．昨日眠れなかったんで…」と言うところを繰り返して始めてください．一言一句同じでなくてもいいですよ． |
| 前田 Ns | 千葉さん，ご気分はいかがですか． |
| 千葉さん | そうですね…．あまりよくはないです．昨日眠れなかったんで…． |
| 前田 Ns | あまり調子がよくないようですね．痛み止めのお薬とか，何か持ってきましょうか．我慢しないでほしいです． |
| 千葉さん | そうですか．じゃあ，痛み止めを持ってきてもらえますか．おなかが痛いので… |
| 前田 Ns | わかりました．すぐに持ってきますのでこちらでお待ちくださいね． |
| F | ではここでタイムをとりますね．それでは，それぞれ役を降りていただいて，また患者役の方はあちらにお願いします． |
| | (S がサポートする) |
| F | どうでしたか． |
| 03 | 千葉さんが痛かったことがわかってよかったです． |
| 看護師役 | 本当によかったです． |
| F | 前田ナースとして気をつけたことはありますか． |
| 看護師役 | 千葉さんのつらさに対して何ができることはないかと思って，やれることがあってよかったです． |
| F | この会話で NURSE の技法が使われているんですけれど，わかりますか？ |
| 看護師役 | え，そうですか？　全然意識していなかった…． |
| | (全員で資料を確認する) |
| F | どうでしょう？ |
| 02 | **Supporting（支持）**ですか？ |
| F | そうですね．前田ナースは自然にできていて素晴らしいですね．今回は1回目のロールプレイということで，1つずつ振り返りました．次で最後になると思います．どのような方向性にしましょうか． |

| | |
|---|---|
| 看護師役 | 痛みが落ち着いたことが確認できたら，眠れなかったことについて聞きたいです． |
| F | どんなふうに聞きましょうか． |
| O I | 資料の **Exploring（探索）**の聞き方はどうですか？ |
| F | 具体的にどのようなセリフにしましょうか． |
| O I | 「先ほど眠れなかったとおっしゃっていましたが，詳しく教えていただけますか？」とかはどうでしょう． |
| 看護師役 | 痛み止めが効いたかどうかを確認してから聞いてみます． |

## 5 NURSEを用いたコミュニケーション

| | |
|---|---|
| F | それでは，やってみましょう．<br>（Sが患者役をよんでくる） |
| F | （患者役に向かって）お待たせしました．これがこの回最後のロールプレイになると思います．それでは，前田ナースと千葉さんの役に戻っていただいて始めたいと思います．先ほど，痛み止めの薬を持ってくるところで終わりました．痛み止めの薬を持ってきてもらって内服して，しばらくしたところで前田ナースが訪室するところから始めます． |
| 前田Ns | （トントン）失礼します．その後痛みはどうですか．薬は効きましたか？ |
| 千葉さん | そうですね．だいぶ落ち着きました． |
| 前田Ns | それはよかったです．そうしたら，先ほど，昨日眠れなかったとおっしゃっていたことについて詳しくお聞きしたいのですが，大丈夫ですか？ |
| 千葉さん | わかりました…．ご存じかもしれませんが，昨日，先生から「もう治らない」と言われて…．主人が先生のお話を一緒に聞いてくれたんですが，子どもたちのこともあってそのあとほとんど話をしないまま帰ってしまって…．いつも主人に話を聞いてもらっていたのに，昨日は1人で考えなくちゃいけなくて…．いろいろなことを考えていたら不安が押し寄せてきて…．でも，しっかりしなくちゃ，とか…，いつの間にか外が明るくなっていました…． |
| 前田Ns | そうですか…．それはつらかったですね…． |
| F | はい，ではここで終わりにしましょう．それぞれ役を降りてください．患者役の方はそのままこちらにいてくださいね．それでは，今の場面を振り返ってみましょう．前田ナースとして気をつけたところはありますか． |
| 看護師役 | そうですね．**Exploring（探索）**で聞くことができてよかったんじゃないかと思います． |
| O I | 千葉さんが話している最中に前田ナースがしっかりとうなずいて聞こ |

| | |
|---|---|
| | うという姿勢を示しているところがとてもよかったです．だから安心して話してくれたんだと思います． |
| O2 | 私も同じです．普通，痛み止めを渡したらそのままほかの話題にしてしまうと思うんですけど，ちゃんと眠れなかったことを聞いてあげて，一番つらいことを聞くことができてとてもよかったと思います． |
| F | そうですね．とてもよかったですね．最後に前田ナースが言った言葉に NURSE の技法が用いられているんですけれど，気づきましたか？<br>(全員で資料を見る) |
| O3 | **Naming(命名)**？ |
| F | そうですね． |
| 看護師役 | え〜，意識してなかった！ |
| F | **Naming** は資料にあるように「看護師は患者の言うことをよく聴いており，感情を適切に認識したというメッセージを患者に送る」という効果があります．よく会話をみてみると，千葉さんは「つらい」ということは言っていないですよね．それを前田ナースが「つらい状況である」と受け取ったことを表しているということですね． |
| O2 | そうですよね．すごく効果的だったと思います． |
| F | これから前田ナースと千葉さんの会話をもっと聞いてみたいというところで終わりになってしまって残念でしたが，きっと前田ナースは千葉さんの話をしっかり聞いてくれるんじゃないかなと思いました． |

## 6 全体の振り返り

| | |
|---|---|
| F | それでは，全体の振り返りを行いたいと思います．まず，看護師役の方，ロールプレイをやってみた感想をお願いします． |
| 看護師役 | 最初はすっごく緊張して頭が真っ白になってしまって，何を言っているかもわからない状態でしたが，オブザーバーのみなさんがいろいろと意見を言ってくれたり，一緒に悩んだりしてもらったので何とかできました．知らない間に技法も使っていたりとか，指摘してもらえてうれしかったです． |
| F | では，患者役の方，患者役をやってみた感想をお願いします． |
| 患者役 | そうですね．ほとんど音楽を聴いていたのですが，こんなにいろいろと話し合っていたんだ，って思いました．最初は調子が悪いとは思っていたけれど，薬をもらうほどかどうかわからなかったので，具体的に言ってもらえて「楽になる方法があるんだ」と思いました．前田ナースがいろいろと親身になってくれる安心感はありました． |
| F | ありがとうございました．それでは，改めて全体を振り返りましょう．<br>(ホワイトボードを見ながら)1回目のロールプレイだったので1つずつ丁寧にみていきましたから，ロールプレイの実際の時間はとても短いも |

のでした．導入部分から振り返りますと，部屋に入っていくところや挨拶はよかったけれど，「眠れましたか」という質問に対する千葉さんの返事に戸惑ってしまい，タイムをとって考えました．

オープンクエスチョンを使ってみましょうということで，「ご気分はいかがですか」と聞くことに決めて使ってみました．そうしたら，気分はよくないし，眠れないと言われて，再度タイムをとって話し合いました．

実際の看護の場面では気分がよくないということを放っておくわけはないので，痛み止めなどの提案をしてみてはどうかという話になり，またロールプレイを再開しました．

前田ナースは自然に**Supporting（支持）**を使って，痛み止めが必要であることを引き出して疼痛緩和に努めることができました．その後の方向性を考えるために再度タイムをとり，オブザーバーの方々に意見をもらいました．**Exploring（探索）**を使ってみようという話になって，最後の場面で千葉さんの気持ちを聞き始めることができて，NURSEの技法としては**Naming（命名）**で「つらい」という気持ちを命名しました．

では，サブファシリテーターからお願いします．

**S** はい．前田ナースからは千葉さんの気持ちを聞こうという姿勢が伝わってきました．オブザーバーの方々も積極的に意見を言ってくださってみんなで作り上げようという気持ちが素晴らしいと思いました．

**F** ありがとうございました．1回目のロールプレイではありましたが，とても素晴らしいロールプレイになりました．お疲れ様でした．

※このロールプレイは60分で行うことを想定したものだが，短縮版のロールプレイ（45〜50分）では，最後の部分ができずに振り返りとなってしまうため，「もう少し深めたかった…」という状況になることが考えられる．しかし，回を重ねていけば要領もつかめてきて早い段階から技法を確かめたり，ディスカッションを深めることもできる．研修の企画の段階で対象者の傾向（コミュニケーションが苦手/得意，経験年数が短い/長いなど）やどのような方針で行うのかなどをしっかりと話し合い，どのような学びを得てほしいのかを考えたうえで研修を計画することが大切である．

（中林 友美）

# ■ 索 引

## 欧文

Ask-Tell-Ask　48, 49
Exploring　58
Naming　54
NURS の 4 要素　25
NURSE　3, 25, **54**
PHQ-9　63
Respecting　56
Respond to emotion　53
SHARE　23
SPIKES　22
Supporting　57
Tell me more　51
Understanding　55

## 和文

### あ・い

アイコンタクト　38
言い換え　41
胃がん　74, 86
医師-患者間のコミュニケーション　22
意思決定　8
　── 支援　68
　── の責任の共有　86
医師中心型　22
痛みのマネジメント　80
一方的な指導や説明　46
意図的な感情表出の誘導　59
医療者間のコミュニケーション　16
医療チーム　16

### う・え・お

うつ　13
援助的コミュニケーション　43
応答するスキル　29, **40**
オウム返し　41
オープンクエスチョン　34, 43
オブザーバー　100
オリエンテーション　111

### か

会場のレイアウト　115

顔の表情　10
化学療法　86
家族
　── の支援　19
　── へのサポートの場面　86
　── やパートナーなどの状況　14
価値観　12
体に触れる　31, 33
がん
　── 患者のおかれている状況　8
　── に伴う苦痛　14
　── の再発　74
環境設定，ロールプレイの　97
環境調整　32
看護技術　9, 19
看護師役　98
患者
　── アドヒアランス　28
　── が知っていることを引き出す　48
　── が話しやすいように導くスキル　51
　── に情報を正確に伝える流れ　48
　── の希望　32
　── の支援　19
　── の状況理解に関する段階　51
　── の理解　48
　── フォロー　70
患者-医療者間のコミュニケーション　10
患者-医療者相互の信頼関係　49
患者-看護師関係　9
患者中心の(医療)面接　25, 29, 59
患者役　93, 99
感情　47
　── の変化　35
　── への対応　53
　── への命名　54
　── へのラベリング　54
　── を表現する方法　47
　── を表出できるように誘導するためのスキル　49
　── を導き出す技術　46
感情操作　53

感情探索の技法　25
感情的な反応　55
感情表出　46
　── の誘導，意図的な　59
間接的な探索の技法　59
肝転移　80, 86
緩和医療への移行　9

### き

聴くための準備　29, **31**
基本的コミュニケーションスキル　29
基本的な感情　47
決まり文句　39
共感　40
　── するスキル　29, **42**
　── のプロセス　42
教授　92

### く

苦痛
　──, がんに伴う　14
　──, 身体的　13
　──, 精神的な　86
繰り返し　44
グループ構成，ロールプレイの　97
クローズドクエスチョン　34

### け

経済的な支援　86
傾聴　36
　── するスキル　29, **36**
言語的コミュニケーション　10
言語的尊敬の表現　56
言語的表現　47
研修
　──, コミュニケーションスキル　94
　── スケジュール　95
　── 対象者　95
　── 内容　95
　── の流れ　110
　── 目的　94
　── 目標　94
現状の理解の確認　29, **34**

131

## こ

語彙　35
効果的なコミュニケーションスキル
　　　28
効果的に傾聴するスキル　29
抗がん剤治療　68, 80
講義　110
　── の必要物品　112
行動化　47
効率的な時間の活用　28
声の大きさ　10
告知
　──, 再発の　8
　──, 予後の　8
　── 後の心理反応　62
　── の場面　62
　── の場面, 再発　74
言葉の乱用　57
コミュニケーション　2, 9
　──, 医師 – 患者間の　22
　──, 医療者間の　16
　──, 援助的　43
　──, 患者 – 医療者間の　10
　──, 言語的　10
　──, 非言語的　10
　──, 目による　38
　── に影響を与える医療者側の要
　　因　15
　── に影響を与える患者側の要因
　　　12
　── のプロセス　18
　── の変遷　28
コミュニケーションスキル　18
　──, 効果的な　28
　── 研修　94
　── トレーニング　9, 25
　── の変遷　22
　── の有用性　18

## さ

再発告知　8
　── の場面　74
サバイバーシップ　16
サブファシリテーター　101
　── の役割　119

さらなる治療選択　8

## し

ジェスチャー　10
支援　57
　──, 意思決定　68
　──, 家族の　19
　──, 患者の　19
　──, 経済的な　86
　──, 情緒的　86
　──, 精神的な　86
　──, 日常生活の　86
自己効力感　28
自己紹介　111
自己の振り返り　44
誌上ロールプレイ　122
支持療法の場面　80
視線　10
事前準備　112
シナリオ事例　105
自分と役との同一化　93
自分の価値基準　36
社会経済的状況　14
社会的役割の変化　13
集学的治療　68
集中力の低下　62
賞賛　56
症状緩和　86
使用する言葉　35
情緒的支援(サポート)　23, 25, 86
承認　40
食欲不振　62
ショック　62
人工肛門造設　68
信条　12
身体的苦痛　13
信念　12
心理反応　62

## す

スキル
　──, 応答する　29, **40**
　──, 患者が話しやすいように導く
　　　51

　──, 感情を表出できるように誘導
　　するための　49
　──, 共感する　29, **42**
　──, 傾聴する　29, **36**
スケジュール確認　111
ズデラードの共感のプロセス　42

## せ

精神腫瘍科　63
精神症状　13
精神状態　13, 62
精神的な苦痛　86
精神的な支援　86
正当化　55
セカンドオピニオン　68
積極的傾聴　36
積極的治療の中止　8
説得　39
絶望　62
先入観　36
専門性の高い診療の実施　28

## そ

相互作用　44
双方向の過程　15, 18
促進の技法　43
尊敬　56

## た

第 2 の患者　86
大うつ病　63
大腸がん　68
タッチング　31
多発リンパ節転移　80
探索　40, 58
　── の技法, 間接的な　59

## ち

知識不足　15
直腸がん　80
治療決定の場面　68
沈黙　37

## つ・て・と

伝えるタイミング　58

ディスカッション　118, 123
適応障害　13, 63
適応の時期　62
特定の感情　58
トレーニング
　——，コミュニケーションスキル
　　　　　　　　　　　　　　　9, 25
　—— の有用性　19

## に・ね
日常生活の支援　86
乳がん　63
年齢　14

## は
パートナー　14
バーンアウトの回避　28
パターナリズム　22
話し方　35
話し手が聞き手に与える影響　10
話しやすいように促す　37
反映　44
反復　38

## ひ
非言語的コミュニケーション　10
非言語的表現　47
必要物品
　——，講義の　112
　——，ロールプレイの　114
否認　62
秘密保持　101, 116
評価　92, 116
病気に関する理解　28
病状の理解　13

## ふ
ファシリテーター　101, **117**
　—— の役割　118

不安　62
フィードバック　102
腹膜播種　74, 86
不眠　62
プライバシー　32
振り返り　128
　——，自己の　44
　—— の視点　105
プロセス
　——，共感の　42
　——，コミュニケーションの　18
　——，双方向の　15, 18
ブロッキング　38

## ほ
放射線治療　70
方法，ロールプレイの　97
ホワイトボードの記入　120, 121

## ま・み
間仕切り　32
麻薬　80
短い沈黙に耐える　37
身振り・手振り　10

## め・も
命名　54
目によるコミュニケーション　38
目的，ロールプレイの　97
問題点の把握　34

## や・ゆ
役割
　——，サブファシリテーターの　119
　——，ファシリテーターの　118
　—— の説明　98
有用性
　——，コミュニケーションスキルの
　　　　　　　　　　　　　　　18

　——，トレーニングの　19
　—— に関する研究　19

## よ
要約　41
抑うつ　62
予後の告知　8

## ら・り
ラベリング　54
理解　40, 55
　——，患者の　48
　——，病気に関する　28
　——，病状の　13
　—— の確認，現状の　29, **34**
　—— の表明　56
療養の場の選択　8

## る・れ
ルール，ロールプレイの　101
レイアウト，会場の　115
礼儀正しい態度　31
レスキュー　80
レディネス　49

## ろ
ロールプレイ　92, 97
　——，誌上　122
　—— の環境設定　97
　—— のグループ構成　97
　—— の流れ　104
　—— の必要物品　114
　—— の方法　97
　—— の目的　92, 97
　—— のルール　101

## わ
悪い知らせ　9, 13
　—— の伝え方　23

# がん看護実践ガイドシリーズ

監修 一般社団法人 日本がん看護学会 JSCN

"がんとともに生きる"を支える
がん看護の実践書

《がん看護実践ガイド》は、臨床で必要とされ、実践力の向上につながる内容を提供し、日々、がん看護を実践する方に役立てていただくことを目的とするシリーズです。

## 分子標的治療薬とケア

編集 遠藤久美・本山清美

B5 頁308 2016年 定価：4,180円（本体3,800円＋税10%）
[ISBN978-4-260-02810-3]

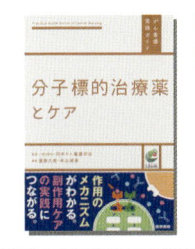

**看護師の担う分子標的治療薬の副作用ケア、投与管理をこの1冊で**

分子標的治療薬の基礎的な知識を概説したうえで、各薬剤の概要と作用機序を図解し、副作用のケアや患者指導、緊急時の対応、チームでの取り組みを解説。

## 病態・治療をふまえた がん患者の排便ケア

編集 松原康美

B5 頁192 2016年 定価：3,300円（本体3,000円＋税10%）
[ISBN978-4-260-02777-9]

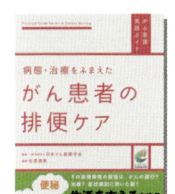

**便秘、下痢、便失禁
──つらい排便障害を支える確かなアセスメントとケアがわかる！**

複数要因が関連して生じるがん患者の排便障害。排便ケアの基礎知識、治療や病態に伴う排便障害とケア、スキントラブル時の対応や術前からのストーマケアを解説。

## 患者の感情表出を促す NURSEを用いたコミュニケーションスキル

編集 国立研究開発法人 国立がん研究センター東病院看護部

B5 頁152 2015年 定価：3,300円（本体3,000円＋税10%）
[ISBN978-4-260-02427-3]

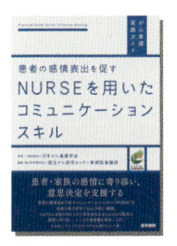

**患者・家族の感情に寄り添い、意思決定を支援する**

患者の感情表出を促すコミュニケーションスキル"NURSE"を詳しく解説。がん患者の意思決定を支えていくためのスキルが身につく。

## オンコロジックエマージェンシー
病棟・外来での早期発見と帰宅後の電話サポート

編集 森 文子・大矢 綾・佐藤哲文

B5 頁240 2016年 定価：3,740円（本体3,400円＋税10%）
[ISBN978-4-260-02446-4]

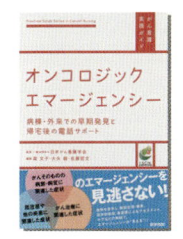

**察知することが難しいがん患者のエマージェンシーを早期発見できる**

がん患者のエマージェンシーを早期発見し、迅速な対応につなげるために必要な病態、ケア等の知識をまとめている。エマージェンシーの"実際"がよく理解できる1冊！

## がん看護の日常にある倫理
看護師が見逃さなかった13事例

編集 近藤まゆみ・梅田 恵

B5 頁200 2016年 定価：3,300円（本体3,000円＋税10%）
[ISBN978-4-260-02480-8]

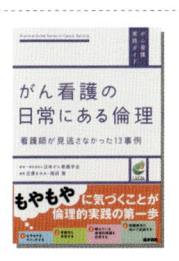

**日々の"もやもや"に気づくことが倫理的実践の第一歩**

がん看護で多く見られる場面を事例として取り上げ、看護師が抱く"もやもや"に隠れた倫理的問題を分析する思考と、解決へ向けた看護師の実践を解説。

---

**医学書院**
〒113-8719 東京都文京区本郷1-28-23 [WEBサイト]https://www.igaku-shoin.co.jp
[販売・PR部]TEL:03-3817-5650 FAX:03-3815-7804 E-mail:sd@igaku-shoin.co.jp

# がん看護実践ガイドシリーズ

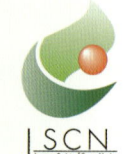

**監修** 一般社団法人 日本がん看護学会　JSCN

"がんとともに生きる"を支える
がん看護の実践書

《がん看護実践ガイド》は、臨床で必要とされ、実践力の向上につながる内容を提供し、日々、がん看護を実践する方に役立てていただくことを目的とするシリーズです。

---

## サバイバーを支える 看護師が行う がんリハビリテーション

**編集** 矢ヶ崎 香

B5　頁184　2016年　定価：3,300円（本体3,000円＋税10%）
[ISBN978-4-260-02487-7]

### がんサバイバーの自立を支えるために看護師が行うがんリハビリテーションを解説

がんの治療期の患者に焦点をあて、がんリハビリテーションを実践するうえで基盤となる知識、技術について解説し、特に看護師が行う実践について取りあげている。

---

## がん治療と食事
治療中の食べるよろこびを支える援助

**編集** 狩野太郎・神田清子

B5　頁160　2015年　定価：3,300円（本体3,000円＋税10%）
[ISBN978-4-260-02208-8]

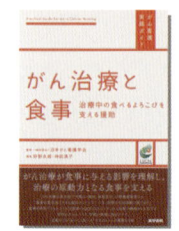

### がん治療が食事に与える影響を理解し、治療の原動力となる食事を支える

がん治療は食生活に大きな変化をもたらす。食事を摂取できるかは患者のQOLのみならずがん治療の継続をも左右する。治療中の"食べるよろこび"を支えるための1冊。

---

## 女性性を支えるがん看護

**編集** 鈴木久美

B5　頁220　2015年　定価：3,740円（本体3,400円＋税10%）
[ISBN978-4-260-02140-1]

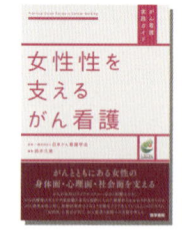

### がんとともにある女性の身体面・心理面・社会面を支える

がんが女性のライフサイクルへ与える影響は大きく、治療後の生き方にも寄り添う継続的なかかわりが重要である。「女性性」に焦点を当て、がん患者と家族への支援を考える。

---

## がん患者のQOLを高めるための 骨転移の知識とケア

**編集** 梅田 恵・樋口比登実

B5　頁208　2015年　定価：3,740円（本体3,400円＋税10%）
[ISBN978-4-260-02083-1]

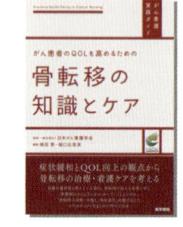

### 症状緩和およびQOL向上の観点から、骨転移の治療・看護ケアを考える

骨転移のある患者に、看護師はどのように向き合っていくとよいのか。多様になった骨転移の治療法をおさえるとともに、事例をとおして骨転移患者へのケアを考える。

---

## がん患者への シームレスな療養支援

**編集** 渡邉眞理・清水奈緒美

B5　頁208　2015年　定価：3,300円（本体3,000円＋税10%）
[ISBN978-4-260-02097-8]

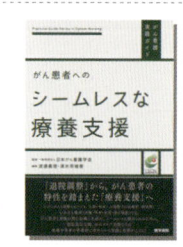

### 超高齢社会に向けたこれからのがん看護に求められる知識と技術がここに

がん治療の進歩と罹患者の増加に伴って看護師に求められる「療養支援」を、治療の場と時期を問わず提供できるための知識や技術を具体的に解説。

---

**医学書院**　〒113-8719　東京都文京区本郷1-28-23　[WEBサイト] https://www.igaku-shoin.co.jp
[販売・PR部] TEL：03-3817-5650　FAX：03-3815-7804　E-mail：sd@igaku-shoin.co.jp